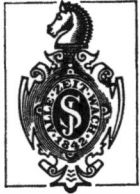

H. Bartels · K. Riegel · J. Wenner · H. Wulf

Perinatale Atmung

Physiologische Grundlagen und
therapeutische Konsequenzen

Mit 50 Abbildungen

Springer-Verlag
Berlin · Heidelberg · New York 1972

Professor Dr. HEINZ BARTELS, Physiologisches Institut der Med. Hochschule, 3000 Hannover, Karl-Wiechert-Allee 9

Professor Dr. KLAUS RIEGEL, Universitäts-Kinderklinik, 8000 München 15, Lindwurmstr. 4

Professor Dr. JOHANNES WENNER, Kinderklinik der Med. Hochschule, 3000 Hannover, Karl-Wiechert-Allee 9

Professor Dr. HEINRICH WULF, Frauenklinik der Med. Hochschule im Krankenhaus Oststadt, 3000 Hannover, Pasteurallee 5

ISBN-13:978-3-540-05947-9   e-ISBN-13:978-3-642-65447-3
DOI: 10.1007/978-3-642-65447-3

Das Werk ist urheberrechtlich geschützt. Die dadurch begründeten Rechte, insbesondere die der Übersetzung, des Nachdruckes, der Entnahme von Abbildungen, der Funksendung, der Wiedergabe auf photomechanischem oder ähnlichem Wege und der Speicherung in Datenverarbeitungsanlagen bleiben, auch bei nur auszugsweiser Verwertung, vorbehalten. Bei Vervielfältigungen für gewerbliche Zwecke ist gemäß § 54 UrhG eine Vergütung an den Verlag zu zahlen, deren Höhe mit dem Verlag zu vereinbaren ist.
© by Springer-Verlag Berlin · Heidelberg 1972. Library of Congress Catalog Card Number 72-86891.   Die Wiedergabe von Gebrauchsnamen, Handelsnamen, Warenbezeichnungen usw. in diesem Werk berechtigt auch ohne besondere Kennzeichnung nicht zu der Annahme, daß solche Namen im Sinne der Warenzeichen- und Markenschutz-Gesetzgebung als frei zu betrachten wären und daher von jedermann benutzt werden dürften. Gesamtherstellung: Konrad Triltsch, Graphischer Betrieb, 87 Würzburg.

Vorwort

Es gibt keine dramatischere physiologische Funktionsänderung im Leben des Menschen und der Säugetiere als die Umstellung von Kreislauf und Atmung beim Übergang vom intrauterinen zum extrauterinen Leben. Da hiervon in erster Linie der Atemgastransport und nicht die Zellatmung betroffen ist, soll insbesondere über die Änderung des Gastransportes während der Perinatalzeit berichtet werden. Unser Anliegen ist eine Schilderung der Hauptprobleme, ohne eine vollständige Besprechung des Gebietes anzustreben. Ausführliche Darstellungen von Teilgebieten mit reichem Tatsachenmaterial liegen vor (ASSALI, 1968; BARTELS, 1970; BARTELS und WULF, 1965; DAWES, 1968; METCALFE, BARTELS und MOLL, 1967; MOLL und BARTELS, 1971; RIEGEL, 1965; SMITH, 1959).

Eine Einteilung des Stoffes ergibt sich durch die Unterschiede des Gasaustausches in der Placenta und in der Lunge. Der Sauerstoff, den der Fetus braucht, kann nur über die Atemwege der Mutter, das mütterliche Blut und die Placenta in das fetale Blut transportiert werden. Wir werden deshalb zuerst über den Gastransport im mütterlichen und fetalen Organismus sprechen und die Besonderheiten, die dabei für mütterliches und fetales Blut gelten, behandeln. Weiterhin wird der Übertritt der Gase in der Placenta geschildert und schließlich die Ventilation und ihre Regulation dargestellt.

Die Kenntnis der physiologischen Vorgänge bei der Umstellung von placentarer zur Lungenatmung ist eine Voraussetzung für die Behandlung der gestörten Funktion. Deshalb soll auf therapeutische Folgerungen, die sich aus der Besprechung der physiologischen Befunde ergeben, in einem abschließenden Kapitel hingewiesen werden.

Oktober 1972

H. BARTELS
K. RIEGEL
J. WENNER
H. WULF

Inhalt

I. Grundzüge der Physiologie des Gastransports 1

   A. Der Gastransport in der Lunge 1

      1. Die Ventilation 2
      2. Die Lungenvolumina 3
      3. Die Atemarbeit 4
      4. Die Atemgaskonzentrationen im Alveolarraum . . . 6
      5. Die Diffusionskapazität der Lunge 7
      6. Ursachen alveolar-arterieller Gasdruckdifferenzen (Verteilungsgleichheiten, Rechts-Links-Kurzschlüsse, Diffusionsstörung) 7

   B. Der Transport der Atemgase im Blut 8

      1. Sauerstoff 9
      2. Kohlendioxid 12
      3. Beeinflussung des O_2-Transportes durch Kohlendioxid 14
      4. Beeinflussung des CO_2-Transportes durch Sauerstoff . 15

   C. Die Pufferung des Blutes 15

   D. Der Kreislauf im Dienste des Gastransportes 18

   E. Die Anpassung der Ventilation an die Stoffwechselbedürfnisse (Atmungsregulation) 18

II. Der Gastransport während der Schwangerschaft und die Gasaustauschfunktion der Placenta 22

   A. Die Lungenatmung der Schwangeren 22

      1. Die alveolare Ventilation 22
      2. Lungenvolumina und Ventilationsgrößen . . . 24
      3. Dyspnoe der Schwangeren 25
      4. Diffusionskapazität 26

   B. Die Atemfunktion des Schwangerenblutes 26

      1. Sauerstoff 26
      2. Der Bohr-Effekt 27
      3. Kohlendioxid 28
      4. Pufferung 28

C. Die Atmungsfunktion des fetalen Blutes 29
   1. Sauerstoffdruck 29
   2. Kohlendioxid 29
   3. Pufferung 30
D. Der Vorgang des Gasaustausches in der Placenta . . . 30
   1. Sauerstoffaustausch 33
   2. Kohlendioxidaustausch 33
E. Placentadurchblutung 36
   1. Die Uterusdurchblutung 36
   2. Die Größe der fetalen Durchblutung 38
   3. Veränderungen der Austauschbedingungen in der Placenta im Verlauf der Schwangerschaft 38

III. Der Gastransport und die Gasaustauschfunktion der Placenta während der Geburt 41

A. Bei der Mutter 41
   1. Ventilation 41
   2. Die Stoffwechselsteigerung 41
   3. Die Pufferkapazität 43

B. Die Atmungsfunktion des fetalen Blutes 43

C. Veränderung der Uterusdurchblutung während der Wehen 45

IV. Gasaustausch in der Neugeborenenzeit 48

A. Morphologische Entwicklung der Lunge 48
   1. Entwicklung der Alveolareinheiten 48
   2. Entwicklung des Lungengefäßsystems 50
   3. Alveolare Stabilität 50

B. Funktionelle Entwicklung der Lunge 51
   1. Atmungsbeginn 51
   2. Die Auslösung des ersten Atemzuges 53
   3. Lungenkapazitäten und Lungenvolumina 54
   4. Ventilation 57
   5. Sauerstoffverbrauch und Ventilationsäquivalent . . 60
   6. Atemmechanik 60
   7. Lungendurchblutung 61
   8. Verteilung von Ventilation und Perfusion 64

C. Atemgastransportfunktionen und Pufferung des Blutes . 64
   1. Sauerstoff 64
   2. Kohlendioxid und Säuren-Basen-Gleichgewicht. . . 69

D. Diffusion 72

E. Atmungsregulation 72
   1. Reaktion auf Hyperoxie 73
   2. Reaktion auf Hypoxie 73
   3. Reaktion auf Kohlendioxid 74

V. Besonderheiten der Therapie perinataler Atemstörungen . . 80

  A. Besonderheiten der Therapie der pränatalen Störungen des Gasaustausches 80
     1. Sauerstoff-Therapie 80
     2. Therapie mit Puffersubstanzen 82
     3. Prophylaktische und therapeutische Maßnahmen bei verringerter Uterusdurchblutung 82

  B. Besonderheiten der Therapie postnataler Atemstörungen 84
     1. Sauerstoff-Therapie 84
     2. Therapie mit Puffersubstanzen 85
     3. Therapie der Atelektasen 87
     4. Therapie der Atemdepression 87

Literatur 89

Sachverzeichnis 100

Häufig gebrauchte Abkürzungen und Symbole

AaD_{O_2}	=	Alveolar-arterielle O_2-Druckdifferenz
AvD_{O_2}	=	Arteriell-venöse O_2-Konzentrationsdifferenz (oft auch nur AvD oder AVD genannt)
BE	=	Basenüberschuß (base excess)
CDH-Effekt	=	Christiansen-Douglas-Haldane-Effekt
C_{CO_2}	=	CO_2-Konzentration (meist in ml/100 ml Blut oder Plasma)
2,3 DPG	=	2,3 Diphosphoglyzerat
ERV	=	Exspiratorisches Reservevolumen
FRC	=	Funktionelle Residual-Kapazität
HbA	=	Adultes Hämoglobin
HbF	=	Fetales Hämoglobin
HbO_2	=	Oxyhämoglobin
$F_{I_{CO_2}}$	=	Inspiratorischer CO_2-Anteil
$P_{I_{CO_2}}$	=	Inspiratorischer CO_2-Druck
IRV	=	Inspiratorisches Residualvolumen
P_{O_2}	=	O_2-Druck
P_{CO_2}	=	CO_2-Druck
P_{50}	=	O_2-Halbsättigungsdruck des Hämoglobins
$P_{A_{O_2}}$	=	Alveolarer O_2-Druck
Pa_{O_2}	=	Arterieller O_2-Druck
$P_{A_{CO_2}}$	=	Alveolarer CO_2-Druck
Pa_{CO_2}	=	Arterieller CO_2-Druck
Q	=	Blutvolumen
$\dot{Q}$	=	Blutvolumen/Zeiteinheit
Q_{sh}	=	Shuntblutvolumen
RV	=	Residualvolumen
S_{O_2}	=	O_2-Sättigung des Hämoglobins
SVC	=	Schreivitalkapazität
TLC	=	Totalkapazität der Lunge
$\dot{V}_A$	=	Alveolare Ventilation
$\dot{V}_E$	=	Exspiratorisches Atemzeitvolumen
V_D	=	Totraum
$\dot{V}_D$	=	Totraumventilation
$\dot{V}_{O_2}$	=	O_2-Aufnahme (-Verbrauch) pro Zeiteinheit
$\dot{V}_{CO_2}$	=	CO_2-Abgabe (-Produktion) pro Zeiteinheit

I. Grundzüge der Physiologie des Gastransports

Der für das Leben der meisten Tiere und des Menschen notwendige Sauerstoff der Atmosphäre übt auf Meereshöhe einen Druck von etwa 150 Torr aus. Die dadurch zur Verfügung stehende Sauerstoffmenge reicht aus, um einzellige Lebewesen ohne besonderes Gastransportsystem ausreichend mit Sauerstoff zu versorgen, da die kurzen Transportstrecken allein durch Diffusion des O_2 überwunden werden können. Die Sauerstoffaufnahme der Lebewesen ist vor allem dadurch begrenzt, daß die Diffusionsgeschwindigkeit von O_2 in wäßrigen Lösungen im Vergleich zu Luft etwa 10 000mal geringer ist. Durch eine 1 mm dicke Grenzschicht können pro m² Oberfläche bei 150 Torr O_2-Druck in der Außenluft höchstens 0,05 ml/min diffundieren. Müßte der Mensch seinen Sauerstoff allein über seine äußere Körperoberfläche, die etwa 1,7 m² beträgt, aufnehmen, könnte er nicht existieren, denn sein O_2-Bedarf liegt in Ruhe bereits bei 300 ml/min. Über seine äußere Oberfläche können aber pro min nur knapp 0,1 ml Sauerstoff 1 mm tief in die Haut diffundieren. Diese physikalischen Gesetzmäßigkeiten machen es verständlich, daß die Entstehung vielzelliger, landbewohnender Organismen 3 wichtige biologische Entwicklungen voraussetzte.
1. Ein Organ wie die Lunge, das die Atemgase in genügender Menge in den Körper aufnehmen (O_2) bzw. an die Umgebung abgeben (CO_2) kann.
2. Ein Kreislaufsystem, das den Sauerstoff von diesem Organ zu den Zellen hin- und das Kohlendioxid von ihnen wegtransportiert.
3. Ein Transportmittel, das Blut, das für O_2 und CO_2 ein der Größe des Stoffwechsels und der Leistungsfähigkeit des Kreislaufs angepaßtes Fassungsvermögen für diese Gase besitzt.

A. Der Gastransport in der Lunge

Bau und Funktion der Lunge ermöglichen die ausreichende Aufnahme von O_2 und Abgabe von CO_2 entsprechend den Erfordernissen der Stoffwechselgröße des betreffenden Organismus. Das Volumen der Lunge macht etwa 8% des Körpervolumens aus. Die Gesamtoberfläche der Lungenalveolen beträgt beim erwachsenen Menschen etwa 70 m². Da die Alveolenoberfläche fast völlig von den Lungencapillaren bedeckt ist, beträgt die Gasaustauschfläche zwischen Alveolargas und Blut ebenfalls ca. 70 m². Aufgabe der Lungenbelüftung (Ventilation) ist es, die Konzentration von Sauerstoff und Kohlendioxid im Gasraum der Alveolen trotz ständiger Aufnahme von Sauerstoff ins Blut und Abgabe von CO_2 in den Alveolarraum möglichst konstant zu halten.

1. Die Ventilation

Die Ventilation geschieht durch wechselnde Vergrößerung und Verkleinerung des Lungenvolumens nach Art eines Blasebalges. Die Lunge ist in den Thorax eingespannt; nach Ausatmung besteht ein Gleichgewicht zwischen dem Zug der elastischen Kräfte der Lunge und den elastischen Kräften des Thorax (Abb. 1). Der Thorax geht in eine ver-

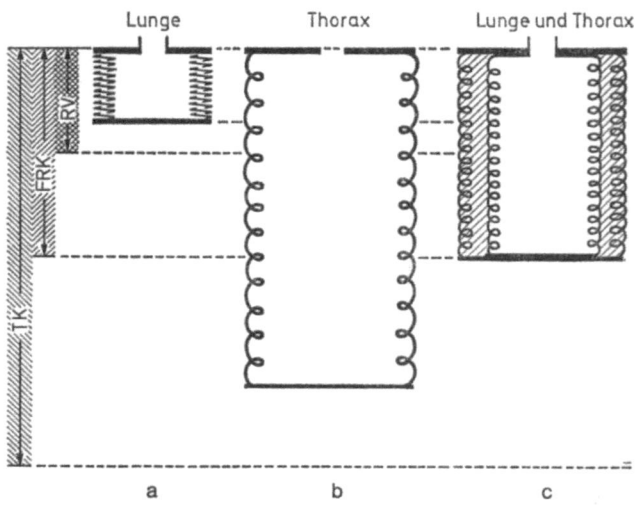

Abb. 1. Schematische Darstellung der elastischen Kräfte von Lunge und Thorax am Modell. a Lungenvolumen allein, sog. „Kollapsvolumen", b Thoraxvolumen allein, c Lunge plus Thorax (Atemmittellage), jeweils in der Gleichgewichtslage. RV Residualvolumen, FRC funktionelle Residualkapazität, TLC Totallungenkapazität [38]

stärkte Einatmungsstellung über, wenn der Zug der Lunge sich verringert wie z. B. beim Emphysem oder beim Pneumothorax. Alle Muskeln, die bei Kontraktion das Volumen des Brustkorbes vergrößern (vor allem Zwerchfell und äußere Zwischenrippenmuskeln), vergrößern das Lungenvolumen, da die Lunge durch einen capillaren Flüssigkeitsspalt mit der Thoraxinnenwand durch Kohäsion verbunden ist. Die Verkleinerung des Lungenvolumens erfolgt vorwiegend passiv aufgrund der elastischen Kräfte, die beim Nachlassen des Zuges der Einatmungsmuskeln das Lungen- und Brustkorbvolumen wieder verkleinern. Bauch- und innere Zwischenrippenmuskeln werden bei verstärkter Ausatmung eingesetzt. Eine verstärkte Einatmung kann durch Beanspruchung weiterer Muskelgruppen erreicht werden.

2. Die Lungenvolumina

Das bei normaler Atmung gewechselte Gasvolumen nennt man Atemzugvolumen V_T (Abb. 2), das zusätzlich einatembare Volumen inspira-

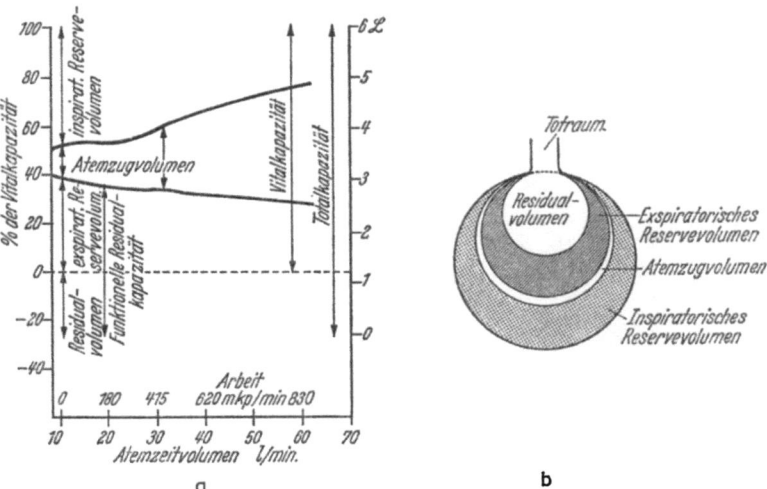

Abb. 2. a Die einzelnen Lungenvolumina und Kapazitäten bei Ruhe und bei Muskelarbeit. (Nach [154]); b Schematische Darstellung der Lungenvolumina. Nach [38]

torisches (IRV) und das zusätzlich ausatembare Volumen exspiratorisches Reservevolumen (ERV). Auch nach größtmöglicher Ausatmung bleibt noch ein Volumen in der Lunge, das Residualvolumen (RV).
Weitere funktionell und diagnostisch wichtige Lungenvolumina, die mehrere der bereits genannten Volumina umfassen, nennt man Kapazitäten; es sind dies die Totallungenkapazität (TLC) und vor allem die Vitalkapazität (VC), das ist das Volumen, das willkürlich nach stärkster Einatmung ausgeatmet werden kann. Da die Mitarbeit des Patien-

ten für die Bestimmung dieser Größe erforderlich ist, ist sie beim Säugling schwierig zu bestimmen (s. S. 54). Das Volumen, das nach normaler Ausatmung in der Lunge bleibt, nennt man funktionelle Residualkapazität (FRC). Da FRC ca. 4—5mal größer als die pro Atemzug in die Lunge eingebrachte Luftmenge ist, schwanken die Gaskonzentrationen im Alveolarraum während des Atemcyclus nur wenig.

3. Die Atemarbeit

Die Atemarbeit, die für die Ventilation der Lunge aufgewendet werden muß, kann man aus dem Kraftaufwand (Druck) und der Volumenänderung berechnen (Abb. 3). Die Zunahme des Volumens, die pro

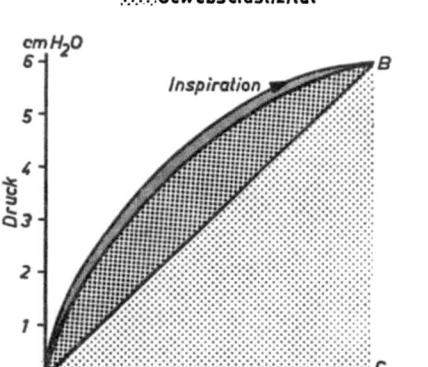

Abb. 3. Druck-Volumen-Diagramm von Lungen und Thorax bei der Inspiration mit Kennzeichnung der gegen die einzelnen Widerstände geleisteten Arbeit

Einheit (cm H_2O) Druckzunahme erreicht wird, ist ein Maß für die Dehnbarkeit der Lunge, sie wird auch *Compliance* genannt und spielt eine wichtige Rolle bei der Diagnostik von atemmechanischen Störungen.

Beim gesunden Erwachsenen findet man in Ruhe, daß der Energieaufwand für die Atmung etwa 1% des Gesamtenergieumsatzes beträgt. Die Energie, die aufgewendet wird, dient vor allem zur Überwindung der elastischen Widerstände von Lunge und Brustkorb sowie des Strömungswiderstandes in den Atemwegen. Bei verminderter Dehnbarkeit und bei Zunahme der Strömungswiderstände verändert sich die *Atemfrequenz*. Sie wird so reguliert, daß der Kraftaufwand beim einzelnen Atemzug möglichst gering ist. In jüngerer Zeit ist klargeworden, daß, wenn die Alveolen mit einer plasma-isotonischen Flüssigkeitsschicht ausgekleidet wären, die für die Atmung aufzuwendende Energie erheblich größer sein müßte als tatsächlich gemessen wird. Man käme dann auf eine *Oberflächenspannung* der die Alveole auskleidenden Flüssigkeitsschicht von ca. 70 Dyn/cm. Die Widerstände, die bei der Einatmung gemessen werden, ergeben jedoch nach Abzug der Strömungswiderstände nur 5—10 Dyn/cm. Der Schluß lag nahe, in den Alveolen eine Flüssigkeit mit Substanzen, die die Oberflächenspannung herabsetzen, zu vermuten. Solche Substanzen wurden tatsächlich gefunden; es handelt sich um Lipoproteide, vor allem um Dipalmitoyllecithin (auch „Antiatelektasefaktor" genannt). Diese Lipoproteide setzen die Oberflächenspannung

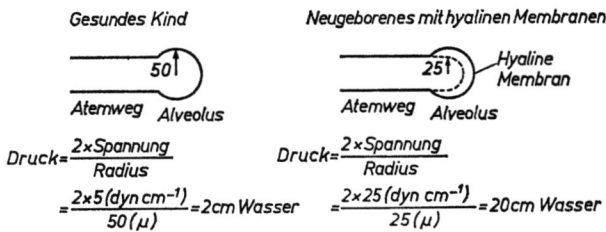

Abb. 4. Einfluß von Alveolendimension und oberflächenaktiver Substanz auf den zur Entfaltung von Alveolen erforderlichen Druck. Links: gesundes Kind. Mit einem Druck von 2 cm Wasser kann eine Alveole mit einem Radius von 50 µ und einer minimalen Oberflächenspannung von 5 dyn cm^{-1} entfaltet werden. Rechts: bei einem Neugeborenen mit Atemnotsyndrom infolge hyaliner Membranen ist der Alveolenradius verkleinert und die Oberflächenspannung auf 25 dyn cm^{-1} erhöht. Die Alveolen können nur mit der 10-fachen Kraft entfaltet werden (20 cm H$_2$O). (Nach [37])

der alveolenauskleidenden Flüssigkeitsschicht nicht nur allgemein herab, sondern erniedrigen bei ungleicher Alveolengröße in den kleineren Alveolen mit geringer Oberfläche die Oberflächenspannung stärker als in größeren Alveolen. Diese besondere Eigenschaft, die anderen Detergentien fehlt, ist für die „Stabilität" der Lunge, die verschieden große Alveolen hat, von entscheidender Bedeutung: Nach dem Laplaceschen Gesetz ist der Druck in einer kugelförmigen Flüssigkeitsblase umso größer, je kleiner der Radius der Kugel ist (s. Abb. 4). In einem kommunizierenden System von Bläschen ungleicher Größe, wie es für die Alveolen der Lunge zutrifft, würden kleinere Alveolen infolge ihres größeren Druckes kollabieren, wenn die oberflächenaktive Substanz nicht zu einem Ausgleich der Retraktionskräfte führen würde. Da die Alveolen des Neugeborenen besonders klein sind, spielt dieser Mechanismus bei der Entfaltung und Belüftung der Neugeborenenlunge und der Atmung in der ersten Lebenszeit eine große Rolle.

4. Die Atemgaskonzentrationen im Alveolarraum

Die Atemgaskonzentrationen im Alveolarraum werden durch die Ventilation des Alveolarraumes (alveolare Ventilation) und die O_2-Aufnahme sowie die CO_2-Abgabe in der Lunge bestimmt. Der Gasaustausch mit dem Blut erfolgt nur in den Alveolen und den kurzen, vorgeschalteten Bronchialabschnitten. Nasen-Rachen-Trachea- und übriger Bronchialraum nehmen nicht am Gasaustausch teil und werden deshalb als *Totraum* (V_D) bezeichnet. Diese vorgeschalteten Luftwege sind je-

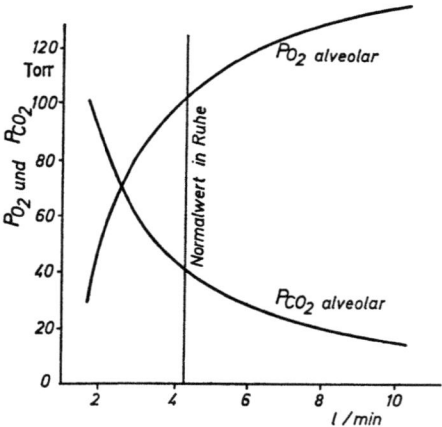

Abb. 5. Einfluß der alveolaren Ventilation (Abszisse) auf die alveolaren CO_2- und O_2-Drucke (Ordinate). (Nach [38])

doch wichtig für die Erwärmung, Befeuchtung und Reinigung der Einatmungsluft. Da der Totraum als ein Volumen des Atemtraktes, das nicht am Gasaustausch teilnimmt, definiert ist, müssen auch Alveolarraumanteile, die nicht durchblutet, aber ventiliert werden, als Totraum angesehen werden. Demnach ist für den Gasaustausch nicht das *Atemzeitvolumen,* das die alveolare und Totraumventilation umfaßt, sondern das Ausmaß der alveolaren Ventilation entscheidend. Bei einem großen Atemzeitvolumen, das durch eine hohe Atemfrequenz erreicht wird, kann sich deshalb eine geringere alveolare Ventilation ergeben als durch ein niedriges Atemzeitvolumen mit tiefen Atemzügen, also einer niedrigeren Atemfrequenz. Ein Beispiel mag dies zeigen: Der Totraum sei 150 ml, das Atemminutenvolumen 6 l. Wenn dieses Atemminutenvolumen mit 10 Atemzügen pro min erreicht wird, wird der Totraum 10mal ventiliert, die Totraumventilation beträgt also 1,5 l, die alveolare Ventilation $6 - 1,5 = 4,5$ l. Bei 20 Atemzügen wird die Totraumventilation $20 \times 0,15 = 3$ l und die alveolare Ventilation nur noch $6 - 3 = 3$ l, also 50% des Atemminutenvolumens, betragen. Im 2. Fall wird die alveolare O_2-Konzentration niederer und die CO_2-Konzentration höher sein als im 1. Fall. Bei Schwangeren und Neugeborenen spielt diese Betrachtung eine wichtige Rolle. Die Abhängigkeit der alveolaren Gaskonzentrationen von der Größe der alveolaren Ventilation zeigt Abb. 5.

5. Die Diffusionskapazität der Lunge

Die Diffusionskapazität der Lunge erlaubt eine Beurteilung des Gasaustauschvermögens der Lunge. Sie ist definiert als diejenige Menge O_2 oder CO_2, die pro Torr mittlerer Druckdifferenz zwischen Alveolarraum und Lungencapillarblut pro min diffundieren kann. Verkleinerung der Lungen-Capillaroberfläche oder Verdickung der alveolarcapillaren Membran vermindern die Diffusionskapazität. Die Messung der Diffusionskapazität mit CO erlaubt es, den Widerstand, den die Alveolar-Capillarmembran der Diffusion entgegensetzt, von den intracapillären Widerständen abzutrennen. Der Normalwert des gesunden Erwachsenen liegt zwischen 20 und 30 ml O_2/Torr $\times$ min.

6. Ursachen alveolar-arterieller Gasdruckdifferenzen (Verteilungsungleichheiten, Rechts-Links-Kurzschlüsse, Diffusionsstörung)

In den Alveolen kommt es, wenn keine Diffusionsstörung vorliegt, zu einem Druckausgleich zwischen den Gasen im Blut und denjenigen in der Gasphase. Da jedoch das Verhältnis alveolare Ventilation zu alveolarer Durchblutung ($\dot{V}_A/\dot{Q}$) über die gesamte Lunge nicht konstant ist *(Verteilungsungleichheit),* gibt es Lungenteile, besonders apikale, in denen $\dot{V}_A/\dot{Q}$ größer ist als in zwerchfellnahen Teilen. In Lungenbezirken mit hohem $\dot{V}_A/\dot{Q}$ herrschen höhere O_2-Drucke als in solchen mit niedrigerem $\dot{V}_A/\dot{Q}$. Der O_2-Gehalt des aus den einzelnen Lungenbezirken zusammenfließenden Blutes ist das arithmetische Mittel aus den

unterschiedlichen O_2-Gehalten und Blutmengen der einzelnen Abschnitte. Infolge der nicht linearen Beziehung zwischen O_2-Druck und O_2-Sättigung des Blutes ist dadurch im arteriellen Blut der O_2-Druck niederer als der mittlere alveolare O_2-Druck. Beim Gesunden entsteht so eine alveolar-arterielle O_2-Druckdifferenz (AaD_{O_2}) von ca. 5 Torr. Bei gestörter Lungenfunktion kann diese Differenz infolge größerer Verteilungsungleichheiten erheblich zunehmen.
Wenn venöses Blut dem in den Alveolen oxygenierten Blut zugemischt wird (Rechts-Links-Shunt), nimmt das venöse Blut aus dem oxygenierten Blut Sauerstoff auf; das arterielle Blut hat dann einen niederen O_2-Druck und höheren CO_2-Druck als das Blut am Ende der Lungencapillaren. Es entsteht eine alveolar-arterielle O_2-Druckdifferenz und eine arteriell-alveolare CO_2-Druckdifferenz. Rechts-Links-Shunts können verschiedene Ursachen haben:
1. Echte Kurzschlüsse von der venösen zur arteriellen Seite des Kreislaufs (z. B. bei Mißbildungen des Herzens und der großen Gefäße, Anastomosen zwischen Arteria und Vena pulmonalis).
2. Sogenannte alveolare Shunts, d. h. Durchblutung nichtbelüfteter Alveolen.
Die arteriell-alveolare CO_2-Druckdifferenz beträgt bei etwa 30% Kurzschluß nur 2 Torr, da sich venöser und arterieller CO_2-Druck nur insgesamt um 6 Torr unterscheiden. Dagegen beträgt die AaD_{O_2} schon bei 2% Kurzschluß ca. 5 Torr. Das rührt daher, daß venöser und arterieller O_2-Druck um ca. 60 Torr differieren; zudem spielt die unterschiedliche Form der O_2- bzw. CO_2-Bindungskurve eine Rolle.
Beim Gesunden entsteht die AaD_{O_2} je zur Hälfte durch Verteilungsungleichheiten und Rechts-Links-Kurzschlüsse, sie beträgt ca. 6—10 Torr.
Diffusionsbedingte alveolar-arterielle Druckdifferenzen treten beim Gesunden bei Luftatmung nicht auf. Nur unter pathologischen Bedingungen mit Verdickung der Austauschmembran in der Lunge (z. B. Staublungenerkrankungen, hyaline Membranen), kann es zu einer diffusionsbedingten AaD_{O_2} kommen.

B. Der Transport der Atemgase im Blut

Der Vorgang wird verständlicher, wenn zuvor einige Gesetzmäßigkeiten der Lösung von Gasen in Flüssigkeiten und der chemischen Bindung von Gasen im Blut erläutert werden.
Die in einer Flüssigkeit gelöste Menge eines Gases wird bestimmt vom Partialdruck der Gasphase, mit der die Flüssigkeit im Diffusionsgleich-

Der Transport der Atemgase im Blut

gewicht steht, und von der Lösungseigenschaft des Gases und der Flüssigkeit. Der Bunsensche Absorptionskoeffizient gibt an, wieviel ml Gas pro ml Flüssigkeit bei 760 Torr Gasdruck bei einer bestimmten Temperatur gelöst sind. In Tab. 1 sind alveolare und arterielle Gas-

Tabelle 1. Gasdrucke und Prozentanteile im Alveolargas und arteriellen Blut des Menschen sowie Bunsenscher Absorptionskoeffizient (α) für O_2, CO_2 und N_2

		O_2	CO_2	N_2
Alveolargas	P (Torr)	100	40	573
	Vol. %	14,0	5,7	80,3
Blut	P (Torr)	100	40	573
	Vol. % physikalisch gelöst	0,31	2,7	0,9
	α (37° C)	0,0223	0,513	0,012
	Vol. % chemisch gebunden	~20	~46	0,9

partialdrucke sowie Gasgehalte aufgeführt. Man sieht, daß bei den herrschenden Drücken nur 0,3 ml O_2/100 ml Blut und etwa 2,7 ml CO_2/100 ml Blut physikalisch gelöst werden können. Der höhere CO_2-Gehalt resultiert aus der größeren Löslichkeit dieses Gases; der Bunsensche Absorptionskoeffizient für CO_2 ist etwa 22mal größer als für Sauerstoff. Da ein erwachsener Mensch bei Körperruhe ca. 300 ml O_2/min verbraucht, wird deutlich, daß die physikalisch im Blut gelöste O_2-Menge keinesfalls den Stoffwechselbedarf an O_2 decken kann: bei einem Herzzeitvolumen von 6 l/min könnten den Geweben maximal nur 6×3 (ml O_2/l) = 18 ml O_2/min angeliefert werden. Das erforderliche höhere O_2-Transportvermögen des Blutes wurde im Laufe der phylogenetischen Entwicklung durch das Entstehen schwermetallhaltiger Chromoproteide erreicht. Bei allen Säugetieren ist dies das eisenhaltige Hämoglobin. Ein Blick auf Tab. 1 zeigt, daß das Blut beim Menschen etwa 70 ml mehr Sauerstoff bindet, als in physikalischer Lösung möglich wäre. Auch für CO_2 erhöht sich die Transportfähigkeit durch chemische Bindung etwa um das 20fache. Im einzelnen ist über die chemische Bindung der Gase O_2 und CO_2 folgendes zu sagen:

1. Sauerstoff

O_2 wird an das zweiwertige Eisen des Hämoglobins (Hb) gebunden, ohne daß sich die Wertigkeit des Fe ändert; man spricht deshalb von Oxygenation anstatt von Oxydation. Der Grad der Oxygenierung hängt vom O_2-Druck ab. Abb. 6 zeigt diese Beziehung; der Grad der

Oxygenierung ist als prozentuale O_2-Sättigung des Hb (HbO$_2$ %) ausgedrückt. Man sieht, daß bei 100 Torr O_2-Druck, wie er beim Menschen etwa auf Meereshöhe im arteriellen Blut herrscht, das Hb in den Erythrocyten zu 98% mit O_2 beladen ist. Auch bei 50 Torr ist das Hb noch zu 80% O_2-gesättigt, so daß auch in Höhen bis zu 5000 m das

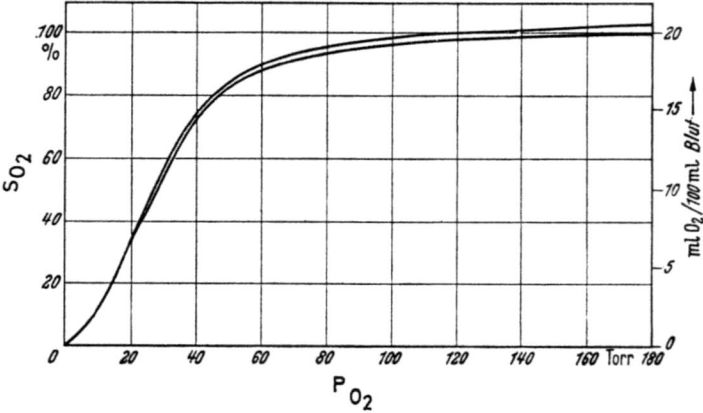

Abb. 6. O_2-Bindungskurve des Blutes mit Anteil des physikalisch gelösten Sauerstoffs (obere Kurve). Abszisse: O_2-Druck in Torr. Ordinaten: links: prozentuale O_2-Sättigung des Hämoglobins, rechts: ml O_2/100 ml Blut

Blut ausreichend mit Sauerstoff beladen wird. Bei weiterem Absinken des O_2-Druckes nimmt aber die O_2-Beladung stark ab, so daß bei 25 Torr das Hb nur noch zu 50% gesättigt ist. Die S-förmige O_2-Bindungscharakteristik wird zurückgeführt auf eine gegenseitige Beeinflussung der 4 Hämgruppen im Hb-Molekül (Häm-häm-interaction). Die starke Änderung der O_2-Bindungsfähigkeit im Bereich um 25 Torr ermöglicht eine große O_2-Abgabe ins Gewebe mit kleinen Druckänderungen im Blut, so daß das Druckgefälle zwischen Blut und Gewebe, die treibende Kraft für den Gasaustausch, großgehalten werden kann. So wird infolge der O_2-Bindungscharakteristik des Blutes eine ausreichende O_2-Aufnahme, selbst bei großer Variation des O_2-Druckes im Alveolargas einerseits, mit einer ausreichenden Sauerstoffabgabe an die Gewebe andererseits ermöglicht.
Die Abgabe von Sauerstoff an die Gewebe wird nicht nur durch die Steilheit der Kurve ($\Delta HbO_2/\Delta P_{O_2}$) bestimmt, sondern auch durch den sogenannten *O_2-Halbsättigungsdruck* (P_{50}). Je weiter rechts die O_2-Bindungskurve liegt (hoher P_{50}-Wert), desto günstiger ist die O_2-Ab-

gabe, weil das O_2-Druckgefälle größer ist. Der P_{50} des Erwachsenenblutes ist etwa 27 Torr.
Der geringere O_2-Halbsättigungsdruck des Neugeborenenblutes gegenüber dem Erwachsenenblut wird vor allem durch den hohen Anteil des Neugeborenenblutes an fetalem Hämoglobin (HbF) erklärt. Außerdem spielt für die Lage der O_2-Bindungskurve auch die Konzentration des 2,3-Diphosphoglycerates eine Rolle. Diese Einflüsse, die während der Fetalzeit und im Säuglingsalter für den O_2-Transport bedeutsam sind, werden auf S. 33 u. 66 besprochen.

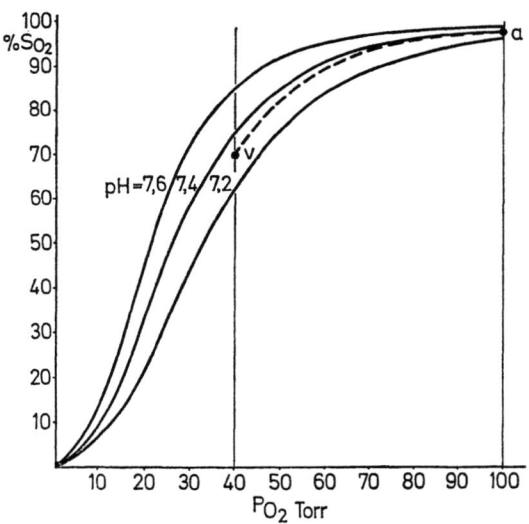

Abb. 7. O_2-Bindungskurven des Blutes bei unterschiedlichen pH-Werten. Sättigungswerte (Ordinate) und O_2-Drucke (Abszisse) im arteriellen (a) und venösen Mischblut (v) sind eingezeichnet

Die bisherige Betrachtung des Verlaufs der O_2-Bindungskurve und des O_2-Halbsättigungsdruckes wurde unter der Voraussetzung angestellt, daß das Blut unter Standardbedingungen (pH 7,40 und Temperatur 37° C) untersucht wurde. Die H^+-Konzentration (Bohr-Effekt s. S. 14, 34 und Abb. 7) und die Temperatur (s. Abb. 8) beeinflussen jedoch die Lage der O_2-Bindungskurve erheblich. Der Temperatureinfluß fällt beim homoiothermen Erwachsenen nur bei schwerer körperlicher Arbeit und bei Fieber ins Gewicht. Beim untergewichtigen Neugeborenen kann bei ungünstigen thermischen Bedingungen die Körpertemperatur u. U. bis auf 32° C absinken. Hierdurch wird der bei Frühgeborenen ohnehin niedrige P_{50}-Wert (ca. 20 Torr) um weitere 3—4 Torr erniedrigt, wodurch die O_2-Abgabe an das Gewebe deutlich verschlechtert wird.

Für die quantitative Betrachtung des Gasaustausches in der Lunge und in der Placenta ist es wichtig, außer der prozentualen O_2-Sättigung des Blutes (Hb O_2 % in Abb. 6) auch die absolute Menge des gebundenen oder abgegebenen Sauerstoffs zu kennen. In der Abb. ist deshalb eine 2. Ordinate rechts aufgetragen mit der Angabe ml O_2/100 ml Blut, in der 20 ml O_2/100 ml Blut 100% O_2-Sättigung entsprechen. Die Kurve gilt für das Blut des erwachsenen Mannes. Da der Hämoglobingehalt

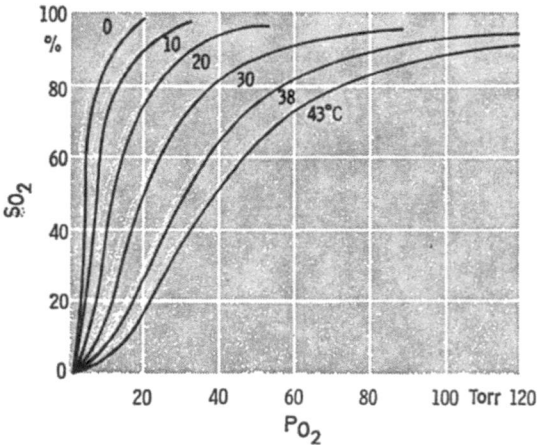

Abb. 8. O_2-Bindungskurven des Blutes bei unterschiedlichen Temperaturen

im Blut der Frau niederer ist (in der Schwangerschaft noch ausgeprägter, s. S. 26), enthalten 100 ml Blut bei voller O_2-Sättigung des Hämoglobins nur 17 bis 18 ml O_2. Beim Neugeborenen ist der O_2-Gehalt des Blutes bei voller Sättigung höher als beim erwachsenen Mann (s. S. 65).

2. Kohlendioxid

CO_2 wird chemisch auf zwei verschiedene Arten im Blut gebunden: 1. als Bicarbonat und 2. direkt an das Hämoglobin durch Anlagerung an eine NH_2-Gruppe. Im Gegensatz zu einer Bicarbonatlösung, die bei Erniedrigung des CO_2-Druckes von 40 auf 10 Torr nur etwa 10% ihres chemisch gebundenen CO_2 abgeben kann, werden vom Blut ca. 50% CO_2 abgegeben (Abb. 9). Es liegt dies daran, daß die Bluteiweiße und besonders das Hämoglobin, als Ampholyte, bei abnehmendem

CO_2-Druck und zunehmendem pH-Wert immer neue H-Ionen zur Bildung von H_2CO_3 zur Verfügung stellen. Die Umwandlung von CO_2 zu H_2CO_3 verläuft in wäßriger Lösung zu langsam, um die beim Stoffwechsel gebildete CO_2-Menge im Blut transportieren zu können. Erst durch das Enzym Carboanhydratase in den Erythrocyten, das den Vorgang um das 2000fache beschleunigt, wird dies möglich. In den Lungencapillaren katalysiert dasselbe Enzym die umgekehrte Reaktion, so daß ausreichend große Mengen CO_2 rasch in den Alveolarraum abgegeben werden können. Der Abb. 9 kann man entnehmen, daß im Bereich physiologischer CO_2-Drücke bei einer Druckdifferenz von z. B.

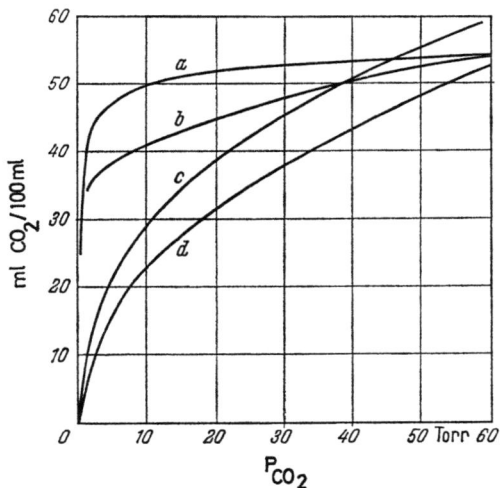

Abb. 9. CO_2-Bindungskurven von einer 0,024 M $NaHCO_3$-Lösung (a), abgetrenntem Plasma (b) und desoxygeniertem (c) bzw. oxygeniertem (d) Blut

5 Torr etwa 2 ml CO_2/100 ml Blut aufgenommen oder abgegeben werden können. Die in Abb. 9 gezeigten Zusammenhänge zwischen CO_2-Druck und chemisch gebundener CO_2-Menge beziehen sich auf in vitro Bedingungen, d. h. sie sind gewonnen durch Äquilibrieren von Blutproben mit Gasgemischen unterschiedlichen CO_2-Druckes. In vivo sind die Verhältnisse jedoch dadurch gekennzeichnet, daß bei Veränderung des CO_2-Druckes nicht nur im Blut, sondern auch im interstitiellen Raum eine Neueinstellung des Gleichgewichtes zwischen CO_2-Partialdruck und chemisch gebundener CO_2-Menge eintritt, d. h. im Blut gebildetes Bicarbonat diffundiert in den interstitiellen Raum. Deshalb ist die Bicarbonatkonzentration im Blut bei einer Erhöhung des CO_2-

Druckes geringer als in vitro (Abb. 10). Diese Tatsache hat wichtige Konsequenzen für die Therapie von Störungen des Säuren-Basen-Gleichgewichtes (s. S. 82 u. 85).

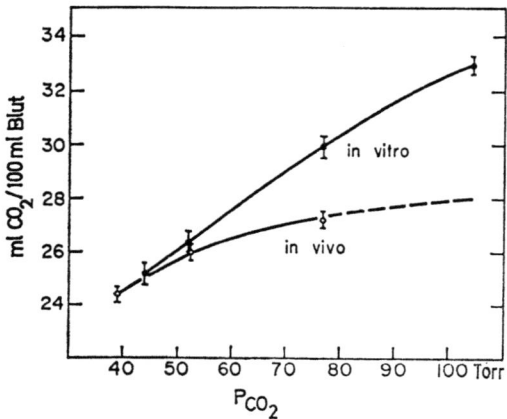

Abb. 10. In vitro und in vivo CO_2-Bindungskurven. (Nach [30])

3. Beeinflussung des O_2-Transportes durch Kohlendioxid

In den Gewebscapillaren gibt das Blut Sauerstoff ab und nimmt CO_2 auf; in der Lunge gilt das umgekehrte. In der Placenta gibt das mütterliche Blut, wie im Gewebe, Sauerstoff ab und nimmt Kohlendioxid auf. Die Abgabe des Sauerstoffs aus dem Capillarblut ins Gewebe bzw. aus dem mütterlichen Blut in der Placenta wird durch die zunehmende CO_2-Beladung begünstigt, da sie die O_2-Bindungsfähigkeit des Hämoglobins herabsetzt.

Man nennt diese Veränderung der O_2-Bindungsfähigkeit in Abhängigkeit vom CO_2-Druck den Bohr-Effekt. Er kommt im wesentlichen durch eine Veränderung der H^+-Ionenkonzentration zustande. Das heißt nicht nur die Aufnahme von CO_2, sondern auch von fixen Säuren bestimmt das Ausmaß des Bohr-Effektes. Wie aus Abb. 7 ersichtlich ist, nimmt die O_2-Affinität des Blutes durch ein Absinken des pH-Wertes von 7,4 auf 7,2 so ab, daß bei 40 Torr O_2-Druck die O_2-Beladung des Hb um ca. 12 Sättigungsprozent abnimmt, d. h. daß bei diesem Druck infolge des Bohr-Effektes mehr O_2 abgegeben werden kann. Im Verlauf der O_2-Abgabe aus den Gewebscapillaren verändert sich die Lage der O_2-Bindungskurve ständig, wie das in Abb. 7 durch eine Verbindung des arteriellen (A) mit dem venösen Punkt (V) gezeigt ist.

Man kann diese steiler verlaufende Kurve „effektive O_2-Bindungskurve" nennen.

4. Beeinflussung des CO_2-Transportes durch Sauerstoff

Ähnlich wie Kohlendioxid den O_2-Transport (Aufnahme oder Abgabe) beeinflußt, wirkt auch Sauerstoff auf den CO_2-Transport. Abb. 9 zeigt, daß die CO_2-Bindungskurven für oxygeniertes Blut (d) und für desoxygeniertes Blut (c) unterschiedlich sind. Die Tatsache, daß die Bindungsfähigkeit des Blutes für CO_2 in dem Maße zunimmt, wie die O_2-Beladung abnimmt und umgekehrt, wird als Christiansen-Douglas-Haldane-Effekt (CDH-Effekt) bezeichnet. Betrachten wir analog der O_2-Abgabe aus den Gewebscapillaren oder dem intervillösen Blut (Abb. 7) die CO_2-Aufnahme in dieses Blut, so können wir auch hier anhand einer „effektiven CO_2-Bindungskurve" quantitative Angaben über den CO_2-Austausch machen (Abb. 11). Die effektive Kurve ver-

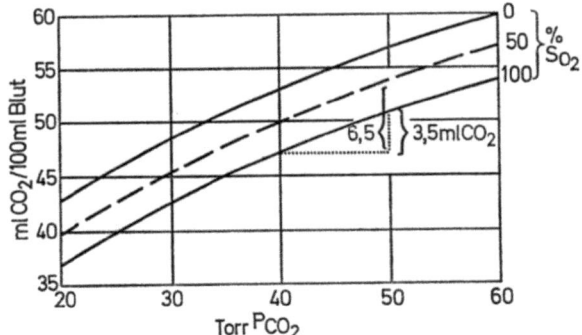

Abb. 11. Abschnitte von CO_2-Bindungskurven bei 0, 50 und 100% O_2-Sättigung des Blutes. Die durch die 50%ige Entsättigung des Blutes zusätzlich aufnehmbare CO_2-Menge ist eingezeichnet

läuft steiler als die Dissoziationskurve bei einer bestimmten O_2-Sättigung. Ohne den genannten Effekt wären bei 10 Torr CO_2-Druckunterschied nur 3,5 ml CO_2/100 ml Blut zu binden bzw. abzugeben, durch den CDH-Effekt sind es in diesem Falle 6,5 ml. Es kann also — analog dem Bohr-Effekt beim Sauerstoff — pro CO_2-Druckdifferenz mehr CO_2 gebunden oder abgegeben werden.

C. Die Pufferung des Blutes

Die beim Stoffwechsel entstehenden sauren Produkte, Kohlendioxid und fixe Säuren, müssen im Blut transportiert werden; sie führen zur

Vermehrung der H^+-Ionen. Die Pufferfähigkeit des Blutes ist so groß, daß das venöse Blut selbst aus Organen mit hohem Stoffwechsel (z. B. arbeitender Muskel) nur wenig saurer (pH 7,2—7,3) ist als das einfließende arterielle Blut (7,4). Das liegt daran, daß im Blut 3 Puffersysteme vorhanden sind: 1. der Bicarbonat-Puffer, 2. der Eiweiß-Puffer einschließlich Hämoglobin (s. oben), 3. puffert das Hämoglobin infolge Aufnahme und Abgabe von Sauerstoff (sog. Oxy-Desoxy-Hämoglobin-Puffer), d. h. es wird um so alkalischer, je mehr Sauerstoff es abgibt.

Die *Puffer-Kapazität des Blutes* muß ständig regeneriert werden, sonst würde schon nach wenigen Minuten eine Säuerung auftreten, die mit dem Leben nicht vereinbar wäre. Diese Regeneration erfolgt vorwiegend durch Lunge und Niere, wobei die Verminderung der Kohlensäure durch die Abgabe von CO_2 aus der Lunge mengenmäßig ganz im Vordergrund steht. Atmung und Nierenfunktion sind im Hinblick auf das Säuren-Basen-Gleichgewicht Regulationssysteme, die durch mehr oder weniger große Ausscheidung von CO_2 bzw. H^+-Ionen die Reaktion des Blutes konstant erhalten können; die Niere kann zusätzlich noch den Bicarbonatgehalt des Blutes durch Veränderung der Ausscheidungsgröße beeinflussen.

Eine *Beurteilung der Säuren-Basen-Verhältnisse im Blut* ist möglich, wenn pH-Werte, CO_2-Druck und eine der beiden folgenden standardisierten Größen bekannt sind: a) Der *Standardbicarbonatwert* drückt aus, wieviel CO_2 in 100 ml Plasma gebunden ist, wenn dieses Plasma von Blut anaerob abgetrennt wurde, das bei 37° C und voller O_2-Sättigung mit einem CO_2-Druck von 40 Torr äquilibriert worden war. Der Wert des arteriellen Erwachsenenblutes beträgt etwa 22—26 mÄq/l. b) Der *Base-Excess* (BE = Basenüberschuß) gibt an, wieviel Base im Blut mit Säure titriert werden muß, um dem Blut bei 40 Torr CO_2-Druck und 37° C einen pH-Wert von 7,4 zu geben. Bei Säure-Überschuß wird BE negativ. Normalwert −0,1 bis −1,0 mÄq/l (± 1,2 SD).

2 Beispiele von *Störungen des Säuren-Basen-Gleichgewichtes* sollen erläutern, wie man aus den obengenannten Meßwerten Schlüsse auf die Art der Störung ziehen kann.

1. Respiratorische Acidose

z. B. infolge Atemdepression mit alveolarer Hypoventilation (Abb. 12). Durch die Hypoventilation sind der alveolare und arterielle CO_2-Druck erhöht, der pH-Wert des Blutes sinkt (primäre respiratorische Acidose). Kompensatorisch scheidet die Niere mehr saure Valenzen aus und behält mehr HCO_3^- zurück. Dadurch steigt der Bicarbonatgehalt im Körper an und der pH-Wert wird wieder alkalischer (sekundäre metabolische Alkalose). Der Standardbicarbonatwert wird erhöht (BE positiv). Man sieht, daß die Niere hier der quantitativ wesentliche Faktor zur Aufrechterhaltung eines normalen pH-Wertes ist.

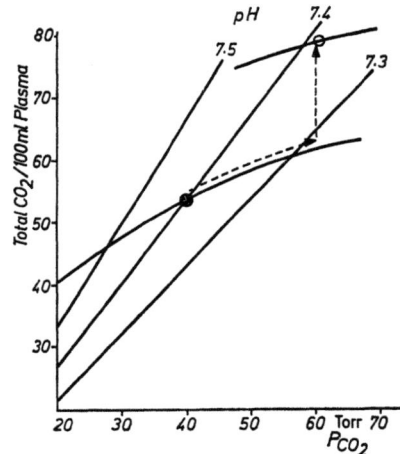

Abb. 12. Säuren-Basen-Parameter bei einer primären respiratorischen Acidose. Näheres s. Text

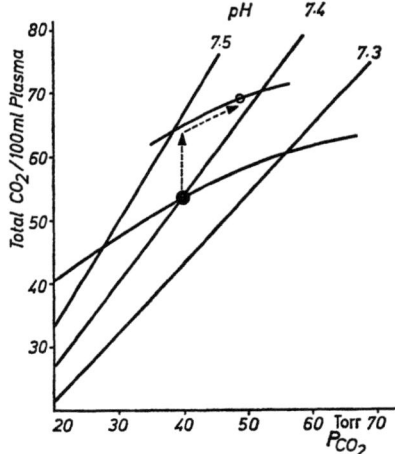

Abb. 13. Säuren-Basen-Parameter bei einer primären metabolischen Alkalose. Näheres s. Text

2. Metabolische Alkalose

z. B. infolge starken Erbrechens, wie etwa bei Pylorusstenose (Abb. 13). Der starke Säureverlust ergibt einen Überschuß an Bicarbonat, der Standardbicarbonatwert ist erhöht (BE positiv), der pH-Wert wird alkalisch (primäre metabolische Alkalose). Kompensatorisch wird die alveolare Ventilation gesenkt, der CO_2-Druck im Blut steigt an, und der pH-Wert wird wieder saurer (sekundäre respiratorische Acidose). Man sieht, daß hier die Atmung der quantitativ wesentliche Faktor zur Konstanterhaltung des pH-Wertes ist.

D. Der Kreislauf im Dienste des Gastransportes

Auf den Wegen des Kreislaufs transportiert das Blut die Atemgase zwischen Gewebe und Lunge, den Orten des Gasaustausches. Die transportierte Gasmenge läßt sich aus dem Produkt von Herzzeitvolumen ($\dot{Q}$) und der arterio-venösen Gasgehaltsdifferenz (AvD) errechnen (Ficksches Prinzip).

Drei Kreislauffaktoren beeinflussen das Ausmaß dieses Gastransportes durch Veränderung der Gasaustauschbedingungen:

1. Eine Zunahme der Durchblutung steigert den Gasaustausch in Lunge und Gewebe bei gleichbleibenden alveolaren bzw. Gewebsdrucken infolge Zunahme der mittleren Druckdifferenzen.

2. Eine Erweiterung der Capillaren steigert den Gasaustausch infolge Verkürzung der Diffusionsstrecken im Gewebe.

3. Eine Zunahme der Capillardichte (Eröffnung vorher funktionell geschlossener Capillaren) bzw. Neubildung von Capillaren wirkt auf dieselbe Weise gasaustauschsteigernd.

So ist es möglich, z. B. bei schwerer körperlicher Arbeit gegenüber Ruhebedingungen, bis zu 20mal mehr Gas in Lunge und Gewebe auszutauschen und im Blut zu transportieren. Dies wird nicht nur durch eine Durchblutungssteigerung erreicht, sondern auch durch eine stärkere Sauerstoffentsättigung und größere CO_2-Beladung in den Geweben, die AVD vergrößert sich. Der verstärkten Ausschöpfung des Blutes an Sauerstoff sind Grenzen gesetzt, weil mit Absinken des O_2-Gehaltes am venösen Capillarschenkel auch der O_2-Druck fällt. Damit kann der für die Versorgung des Gewebes erforderliche O_2-Druck unterschritten werden.

E. Die Anpassung der Ventilation an die Stoffwechselbedürfnisse (Atmungsregulation)

Wie im vorangegangenen Abschnitt ausgeführt, kann der Stoffwechsel in weiten Grenzen variieren. Der Erwachsene nimmt in Ruhe etwa 300 ml O_2/min auf und kann bei schwerster körperlicher Arbeit bis zu 5 bis 6 l O_2/min aufnehmen. Um diesen erhöhten Bedarf zu decken, muß die Ventilation der Lunge entsprechend ansteigen, und die Regulation ist perfekt, wenn die arteriellen Blutgaskonzentrationen bei Ruhe und Arbeit die gleichen sind. Diese Anpassung der Ventilationsgröße an die Stoffwechselgröße geschieht durch das Atemzentrum, das am Boden des 4. Ventrikels liegt. Zellanhäufungen in dieser Region geben Impulse zu den Atemmuskeln und vermögen Atemtiefe und Atemfrequenz zu variieren. Das Atemzentrum kann auf verschiedene Weise Informationen erhalten. Es wird direkt beeinflußt durch die Zusammensetzung und die Temperatur des Blutes, welches das Zentrum versorgt (humorale Afferenzen). Die Blutzusammensetzung kann jedoch auch indirekt über spezialisierte Receptoren (Chemoreceptoren in Glomus caroticum und aorticum) auf das Zentrum wirken (humoral-nervöse Afferenzen). Außerdem können weitere Informationen, z. B. von der motorischen Rinde, der Muskulatur, der Haut und anderen Zentren, das Atemzentrum beeinflussen (nervöse Afferenzen). In Abb. 14 sind diese Afferenzen schematisch dargestellt.

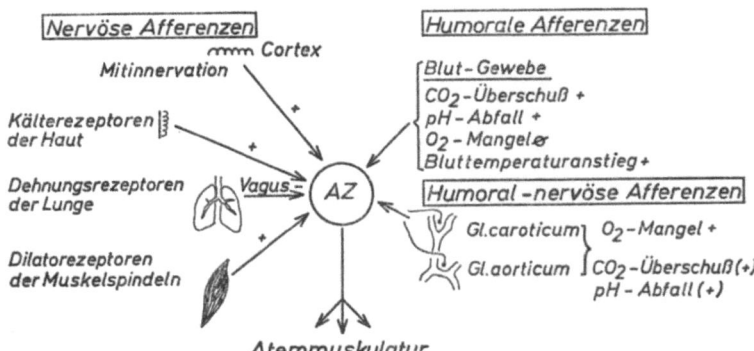

Abb. 14. Afferenzen und Efferenzen des Atemzentrums

Am besten erforscht sind die *direkten Einflüsse* (humorale Afferenzen) und *humoral-nervöse Afferenzen*. Das Atemzentrum selbst ist besonders empfindlich gegen CO_2-Druckanstieg bzw. gegenüber pH-Abfall. Auf Sauerstoffmangel spricht es kaum an. Temperaturerhöhung des Blutes, das das Atemzentrum versorgt, wirkt atemsteigernd. Die Chemoreceptoren steigern ihre dem Atemzentrum zufließenden Erregungen und damit die Ventilation bei Sauerstoffdruckabfall; sie sind die wichtigsten Afferenzen bei hypoxischen Zuständen. Die Chemoreceptoren steigern ihre Impulsaussendung auch bei CO_2-Druckanstieg und bei pH-Abfall (Abb. 15). Folgende *nervöse Afferenzen* beeinflussen das Atemzentrum: 1. Ausstrahlungen von Erregungen aus motorischen Hirnrindenfeldern; diese sog. Mitinnervation steigert die Atmung; 2. Einflüsse aus den sensiblen Anteilen der Muskelspindeln, deren Erregungen auf ihrem Weg zum Kleinhirn und zum Thalamus das Atemzentrum beeinflussen können; 3. Erregungen von Kältereceptoren der Haut, die zu tiefen Inspirationen führen. Das Atemzentrum ist wahrscheinlich ein autorhythmisches Zentrum, wie der Schrittmacher des Herzens. Diese Autorhythmizität kann durch

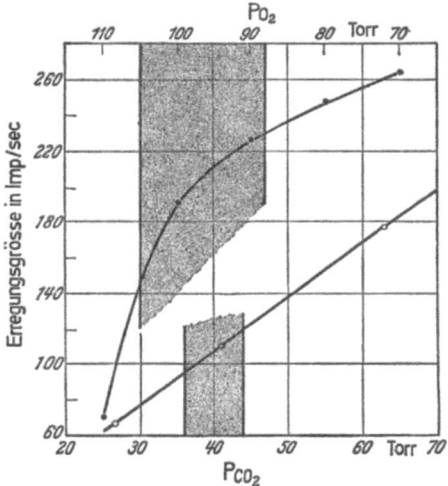

Abb. 15. Impulsfrequenzen im chemoreceptorischen Anteil der Sinusnerven in Abhängigkeit vom arteriellen O_2- und CO_2-Druck. Schraffiert die physiologischen Schwankungsbereiche der Drucke beim Menschen (nach [16])

die genannten Afferenzen moduliert werden. Eine besondere Rolle spielen Afferenzen aus Dehnungsreceptoren der Lunge, die bei zunehmender Dehnung die Inspirationsimpulse des Atemzentrums hemmen (Hering-Breuer-Reflex). Die Afferenzen dieser Receptoren laufen im N. vagus. Plötzliche Dehnung der Thoraxwand, wie z. B. bei künstlicher Beatmung, bewirkt eine Hemmung der Inspiration durch erhöhte Muskelspannung der Exspirationsmuskeln. Hierbei handelt es sich um Eigenreflexe, die nicht über das Atemzentrum, sondern über das Rückenmark laufen. Die Zusammenstellung der Afferenzen und die Art ihrer Wirkungen erlaubt noch kein Verständnis des Vorgangs der Atemregulation, weil wir nicht wissen, welchen Anteil die einzelnen Afferenzen unter physiologischen Bedingungen an der Regulation haben. So ist der wichtige Vorgang der Ventilationssteigerung bei körperlicher Arbeit immer noch nicht geklärt. Die Hypothese, daß das vermehrte Auftreten von CO_2 und anderen sauren Stoffwechselprodukten über die Chemoreceptoren und das Atemzentrum selbst zur Atemsteigerung führt, ist schwer verständlich, da die arteriellen Blutgaskonzentrationen sich auch bei schwerer Arbeit gegenüber Ruhe nicht verändern; die Regulation ist so perfekt, daß wir keinen Regelrückstand messen können. Impulse aus den Muskelspindeln und Mitinnervation werden deshalb als Ursachen der Ventilationssteigerung bei Arbeit diskutiert.

Bei pathologischen Zuständen kann demgegenüber die Regulation der Ventilation infolge von Änderungen der Blutgasdrucke und H^+-Ionen-Konzentration gegenüber der venösen Regulation in den Vordergrund treten. Die Messung der Ventilationssteigerung, die durch eine bestimmte CO_2-Drucksteigerung in der Einatmungsluft erzielt wird (CO_2-Antwortkurve), erlaubt eine Beurteilung des CO_2-Einflusses auf die Atmung. Die Abb. 16 zeigt das Verhalten des gesunden Erwachsenen.

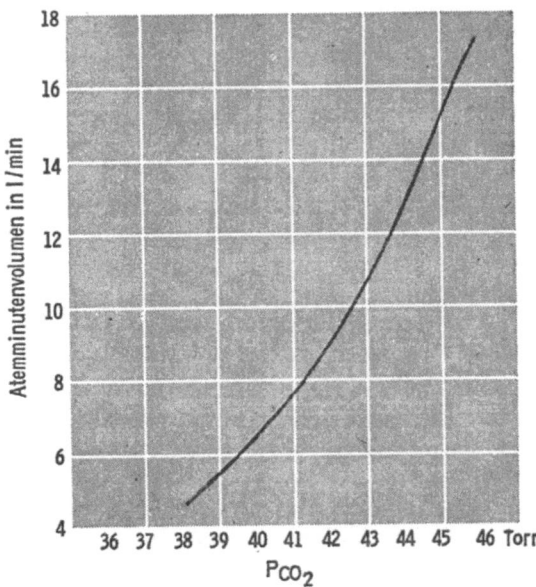

Abb. 16. Atemminutenvolumen in Abhängigkeit von alveolarem CO_2-Druck (nach [101])

Auch der Einfluß des O_2-Druckes des Blutes auf die Atmung läßt sich durch experimentelle Hypoxie prüfen. Erhöhte O_2-Drucke im Blut senken die Atemantriebe, kritiklose Sauerstofftherapie kann deshalb bei mangelnder Atemintensität eine Hypoventilation verstärken.

II. Der Gastransport während der Schwangerschaft und die Gasaustauschfunktion der Placenta

Das gesamte Schwangerschaftsprodukt — Trophoblast und Embryo bzw. Frucht und Placenta — hat von den ersten Entwicklungsphasen an einen normalen oxydativen Stoffwechsel. Der Sauerstoffverbrauch des schwangeren Uterus mit seinem Inhalt beträgt am Ende der Tragzeit ca. 4—5 ml/kg und min [147]. Der Sauerstoffverbrauch des Gewebes ist entsprechend höher, da das Fruchtwasser, das zu diesem Zeitpunkt ca. 20% des Gewichtes des schwangeren Uterus ausmacht, keinen nennenswerten Sauerstoffverbrauch hat. Der O_2-Verbrauch ist also vergleichbar mit dem des Erwachsenen bei leichter körperlicher Arbeit. Der prozentuale Anteil der einzelnen Komponenten — Uterus, Placenta, Fetus — am Sauerstoffgesamtverbrauch ist beim Menschen noch nicht gemessen. Der O_2-Eigenbedarf der Placenta wird oft unterschätzt. Nach Untersuchungen beim Schaf z. Z. der Geburt ist er, bezogen auf die Gewichtseinheit, mindestens ebenso hoch wie der der Uterusmuskulatur und des Fetus [50, 80].

Die Frucht bezieht ihren Sauerstoff anfangs aus der Schleimhaut von Eileiter und Gebärmutter (histiotrophe Phase), später durch das mütterliche Blut im Zwischenzottenkreislauf (hämatotrophe Phase). Der fetale Gasstoffwechsel ist deshalb vollkommen abhängig von der Versorgung durch die Mutter. Wenn der Fetus nach Atemstillstand der Mutter überlebt, so verdankt er das nicht einer Sauerstoffreserve, sondern der Stoffwechselumstellung auf anaerobe Glykolyse und einer größeren O_2-Mangelresistenz. Der wesentliche Grund für die längeren Überlebenszeiten ist der niedrigere Energiebedarf des Gehirns zur Erhaltung der Zellstrukturen [53, 175]. Eine Beschreibung des intrauterinen Gasaustausches muß beim mütterlichen Gastransport beginnen, zumal typische schwangerschaftsbedingte Veränderungen auftreten.

A. Die Lungenatmung der Schwangeren

1. Die alveolare Ventilation

Die alveolare Ventilation ist schon während der ersten Schwangerschaftswoche gesteigert. Die *Schwangerschaftshyperventilation* ist wahrscheinlich durch den Anstieg der Steroidhormonkonzentration aus Ova-

rien und Placenta verursacht (Gestagene und Östrogene), die das Atemzentrum gegenüber den entsprechenden chemischen Atemantrieben empfindlicher machen: der arterielle CO_2-Druck ist niedriger, und die CO_2-Antwortkurven verlaufen steiler [54].
Auch in der zweiten Hälfte des Menstruationscyclus ist die Atmung gesteigert [25, 74]. Die Hormoneffekte konnten auch experimentell

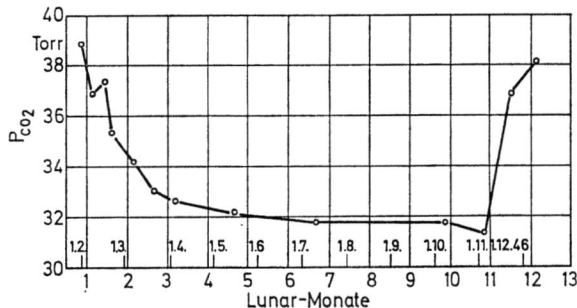

Abb. 17. Alveolarer CO_2-Druck während der Schwangerschaft (eine Versuchsperson) und nach der Geburt (nach [54])

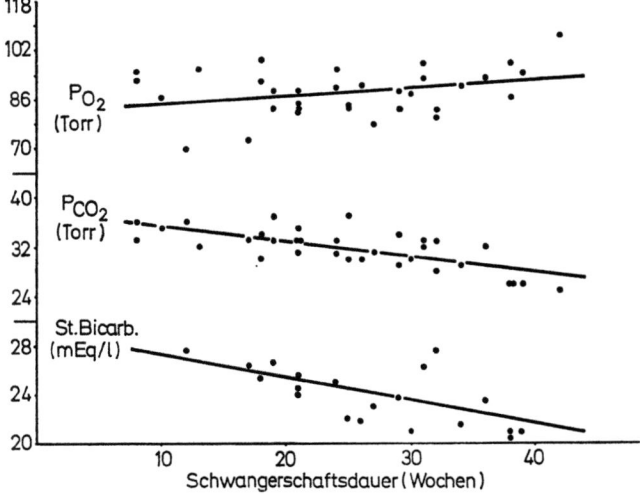

Abb. 18. Sauerstoff und Kohlendioxid-Druck (P_{O_2} und P_{CO_2}) sowie Standardbicarbonat (st. bicarb.) im arteriellen Blut von Frauen zwischen der 8. und 42. Schwangerschaftswoche. Die Änderungen von P_{CO_2} und st. bicarb. sind signifikant ($P < 0{,}001$) (nach [104])

durch Gabe von Östrogenen und Gestagenen am Menschen bestätigt werden [55, 76, 180].
Erste eingehende Untersuchungen der Schwangerschaftshyperventilation stammen von LOESCHCKE u. SOMMER (1944). Die Abb. 17 ist ihrer Arbeit entnommen, sie zeigt eine starke Abnahme des alveolaren CO_2-Druckes während der ersten zwei Schwangerschaftsmonate als Ausdruck der Ventilationssteigerung. Im weiteren Verlauf nimmt der CO_2-Druck nur noch um ca. 1 Torr ab. Neuere Untersuchungen von LUCIUS et al. (1970) mit arteriellen CO_2-Druckmessungen zeigen eine lineare Abnahme des CO_2-Druckes von der 10. bis zur 40. Schwangerschaftswoche (Abb. 18).

2. Lungenvolumina und Ventilationsgrößen

Die Angaben über die *Lungenvolumina* und die *Ventilationsgrößen* während der Schwangerschaft variieren stark. Offenbar ist es vor allem in der Frühschwangerschaft schwierig, vergleichbare standardisierte Untersuchungsbedingungen zu erzielen, — was gerade für die Atemgrößen wichtig wäre, da sie stark abhängig sind von psychischen Faktoren. Einheitlicher sind die Meßergebnisse in den letzten Schwangerschaftsmonaten. Das Atemminutenvolumen ist etwa 40% höher als bei Nichtschwangeren. Diese Ventilationssteigerung wird fast ausschließlich durch eine Zunahme des Atemzugvolumens erreicht, die Atemfrequenz bleibt praktisch konstant, das führt zu einer Steigerung der alveolaren Ventilation um ca. 60%, da sich das Totraumvolumen nicht nennenswert verändert (Abb. 19). — Beginnend mit dem 5. bis 6. Schwangerschaftsmonat nehmen das exspiratorische Reservevolumen infolge Zunahme des Atemzugvolumens und das Residualvolumen infolge des Zwerchfellhochstandes kontinuierlich je um etwa den gleichen Betrag ab. Die funktionelle Residualkapazität ist dadurch um ca. 17% verringert. Die Veränderung der Totalkapazität entsteht allein durch die Verkleinerung des Residualvolumens. Die Steigerung der alveolaren Ventilation um 60% ist zu $2/3$ Hyperventilation, die restlichen $1/3$ sind erforderlich, um die zusätzliche Sauerstoffaufnahme für die Stoffwechselsteigerung der Mutter (um 20% am Ende der Schwangerschaft) zu decken.
Die veränderten Lungenvolumina, die Ventilationssteigerung und auch hormonelle Einflüsse während der Schwangerschaft wirken sich auch auf die Atemmechanik aus. Bei verringerten Reserve- und Residualvolumina würde man einen erhöhten Strömungswiderstand erwarten. Tatsächlich ist vom 6. Schwangerschaftsmonat an eine kontinuierliche Abnahme des Strömungswiderstandes zu beobachten, der Gesamtwiderstand in den

Lungen ist um etwa 50% erniedrigt. Offenbar führt der hohe Progesteronspiegel vor allem in der zweiten Hälfte der Schwangerchaft zu einer Verringerung des Tonus der glatten Muskulatur und damit zu einer Weiterstellung des Bronchialsystems. Messungen der Compliance zeigen, daß sich die Dehnbarkeit von Lungen und Thorax praktisch

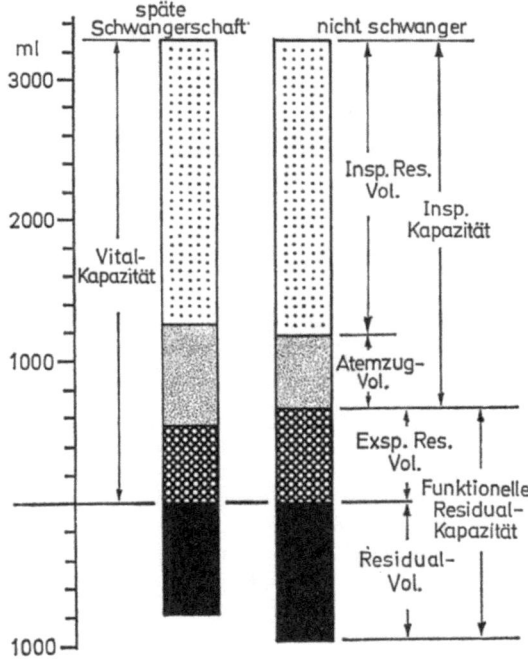

Abb. 19. Vergleich der Lungenvolumina von gesunden Schwangeren und Nichtschwangeren

nicht verändert. Die Abnahme des Strömungswiderstandes bei unveränderter Compliance erklärt, warum trotz der Ventilationssteigerung die Atembarbeit in der Schwangerschaft nicht wesentlich erhöht ist.

3. Dyspnoe der Schwangeren

Die *Dyspnoe der Schwangeren* wird durch diese unter Ruhebedingungen gewonnenen Ergebnisse der Atemmechanik nicht erklärt. Gegen Ende der Schwangerschaft behindert die Größenzunahme der Gebärmutter bei körperlicher Anstrengung die erforderliche Zunahme der Ventilation, so daß eine Arbeitsdyspnoe entsteht. Schwieriger zu deuten ist die Ruhedyspnoe, die etwa zwei Drittel aller Schwangeren z. T. schon in der Frühschwangerschaft angeben. Denkbar wäre, daß die hormonell ausgelöste Hyperventilation subjektiv unangenehm empfunden wird.

4. Diffusionskapazität

Die *Diffusionskapazität* wurde von KRUMHOLZ et al. (1964) in der 14. und 27. Woche der Schwangerschaft gemessen. Sie fanden 23 bzw. 22 ml O_2/min/Torr, also keinen Unterschied zur Diffusionskapazität bei Nichtschwangeren. Offenbar wird die Alveolaroberfläche durch die Abnahme der funktionellen Residualkapazität nicht in dem Ausmaße eingeschränkt, daß die Diffusionskapazität meßbar abnimmt.

B. Die Atemfunktion des Schwangerenblutes

Ein Teil der Veränderungen der Atemfunktion des Schwangerenblutes ist durch die Ventilationssteigerung und ihren Einfluß auf die alveolare Gaskonzentration verursacht, ein anderer Teil entsteht unabhängig davon.

1. Sauerstoff

Die Hyperventilation erhöht den alveolaren und folglich *auch den arteriellen O_2-Druck*. Diese Zunahme des maternen Sauerstoffdruckes erhöht den fetalen O_2-Druck nur wenig, verbessert jedoch die O_2-Versorgung des Feten deutlich, da im fetalen Blut schon ein Druckanstieg von nur 1 Torr im steilen Bereich der O_2-Bindungskurve eine Zunahme des O_2-Gehaltes bewirkt, die etwa 10 % seiner arterio-venösen O_2-Gehaltsdifferenz entspricht. — Die O_2-*Kapazität* des Blutes der Mutter ist etwas niedriger als im Blut nichtschwangerer Frauen (16 ml O_2/ 100 ml Blut). Die Abnahme der Kapazität erfolgt bereits in der ersten Schwangerschaftshälfte (Literatur bei [80]). Ursache dieser Schwangerschaftsanämie ist nicht eine Abnahme der Gesamthämoglobinmenge, diese nimmt sogar während der Schwangerschaft noch um 20 % zu, sondern eine Steigerung des Plasmavolumens um ca. 40 % (Schwangerschaftshydrämie), wodurch die Hämoglobinkonzentration absinkt. Die *Sauerstoffaffinität* des mütterlichen Blutes fanden die meisten Untersucher am Ende der Schwangerschaft unverändert gegenüber Nichtschwangeren. BAUER et al. (1969) und RØRHT (1971) sahen wenige Stunden vor der Geburt eine deutliche Abnahme der Affinität, der O_2-Halbsättigungsdruck betrug 31 Torr anstatt 27 Torr. Bei trächtigen

Schafen fand BARRON (1951) eine Abnahme der Affinität, während bei Ziegen, Rindern und Kaninchen eine geringfügige Zunahme beobachtet wurde (Literatur bei [13]). Funktionell wäre eine Abnahme der O_2-Affinität im mütterlichen Blute vorteilhaft, weil dadurch bei gleicher

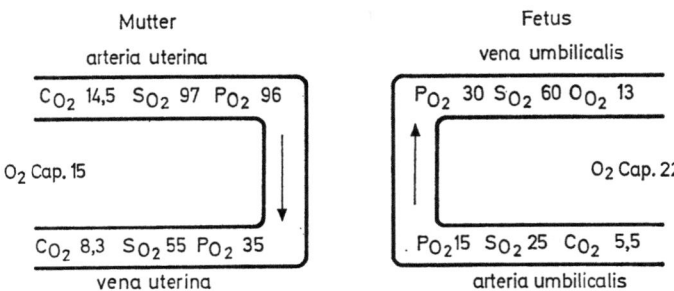

Abb. 20. Die *Sauerstofftransportfunktion* des maternen und fetalen Blutes in der Placenta.
P_{O_2} — Sauerstoffdruck — Torr
S_{O_2} — Sauerstoffsättigung — %
C_{O_2} — Sauerstoffgehalt — ml O_2/100 ml
O_2-Cap — Sauerstoffkapazität — ml O_2/100 ml

O_2-Abgabe der mütterliche O_2-Druck und somit die materno-fetale O_2-Druckdifferenz höher bleiben, was den Sauerstoffübertritt in die Placenta begünstigen würde.

2. Der Bohr-Effekt

Der Bohr-Effekt des mütterlichen Blutes ist gegenüber dem Blut Nichtschwangerer und des Mannes nicht signifikant verändert.

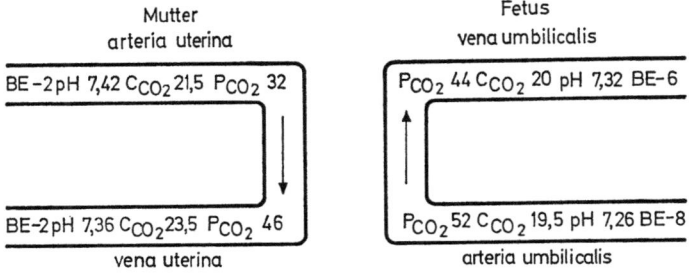

Abb. 21. Die *Kohlendioxidtransportfunktion* des maternen und fetalen Blutes und das *Säure-Base-Gleichgewicht* in der Placenta.
P_{CO_2} — Kohlendioxiddruck — Torr
C_{CO_2} — Kohlendioxidgehalt — m Äq/l
BE — „base excess" — m Äq/l

3. Kohlendioxid

Der arterielle CO_2-Druck ist infolge der Hyperventilation erniedrigt. Die respiratorische Alkalose wird fast vollkommen kompensiert durch eine Abnahme des CO_2-Bindungsvermögens (Abb. 22). Der pH-Wert

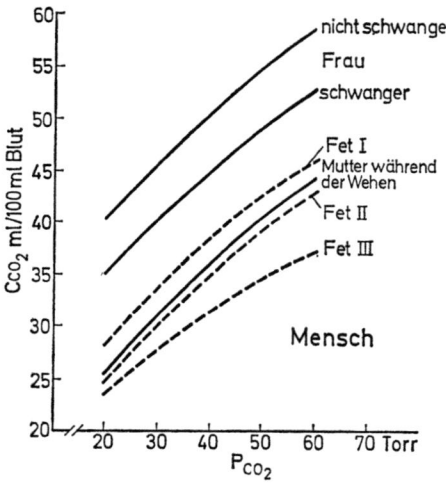

Abb. 22. CO_2-Dissoziationskurven des Blutes von Nichtschwangeren, Schwangeren und Frauen während der Wehen sowie von Feten. Fetus 1 nach BEER et al. (1955), Fetus 2 nach EASTMAN et al. (1933) und Fetus 3 nach FISCHER et al. (1965). Jede Kurve ist eine Mittelwertskurve aus Daten mit erheblicher Streuung (nach [107])

liegt bei 7,42—7,44. Selbst bei Höhenaufenthalt, bei dem schon ohnehin eine Hyperventilation besteht, konnte zusätzlich eine Schwangerschaftshyperventilation nachgewiesen werden. Der CO_2-Druck sinkt von 28 Torr bei Nichtschwangeren auf 23 Torr bei Schwangeren [75].

4. Pufferung

Die Pufferfähigkeit des mütterlichen Blutes ist infolge des verringerten Bicarbonat- und Hämoglobingehaltes erniedrigt. Der Standardbicarbonatwert beträgt im letzten Schwangerschaftsmonat etwa 21 mÄq/l, der Normalwert liegt bei 24 mÄq/l. Der Base-Excess-Wert liegt bei —3 mÄq/l.

C. Die Atmungsfunktion des fetalen Blutes

Über die Atmungsfunktion des fetalen Blutes sind wir nur durch Nabelschnurblut- und Kopfschwartenblutanalysen informiert. Es ist fraglich, ob von diesen unter der Geburt gewonnenen Werten auf die Bedingungen in der Schwangerschaft geschlossen werden kann. Am wenigsten verändert durch den Geburtsvorgang ist wahrscheinlich die O_2-Kapazität, dagegen sind die Bicarbonatwerte und die Gaspartialdrucke stärker beeinflußt.

1. Sauerstoffdruck

Der *Sauerstoffdruck* (Abb. 20) im Blut der Nabelschnurvene, das in der Placenta arterialisiert wird, beträgt unmittelbar nach der Geburt, vor Atembeginn, zwischen 25 und 30 Torr. Nach rascher Entwicklung des Kindes werden etwas höhere Werte gemessen (35 Torr) (Lit. bei [17]). Die O_2-Drucke im Nabelschnurarterienblut liegen zwischen 10 und 15 Torr. Die O_2-Drucke im fetalen Blut sind also erheblich niedriger als nach der Geburt. Die schon früh entdeckte Tatsache des niedrigeren Sauerstoffdruckes im fetalen Blut veranlaßte das Bonmot: „Mount Everest in utero." Diese Bemerkung trifft zu in bezug auf den O_2-Druck. Im Gegensatz zu dem in der Höhe lebenden Erwachsenen hat der Fetus jedoch keine Hypokapnie und auch keine entsprechende Höhenerythrocytose (Polyglobulie). Bie Tierfeten konnte der Sauerstoffdruck mit Hilfe von implantierten Arterienkathetern über lange Zeit verfolgt werden. Bei Rhesusaffen wurden auch unter diesen Bedingungen in der Aorta descendens O_2-Drucke von höchstens 38—40 Torr gemessen, entsprechend einem O_2-Druck in der Vena umbilicalis von etwa 50 Torr [3]. Das würde bedeuten, daß der Rhesusaffenfetus unter Bedingungen der Sauerstoffversorgung lebt, die einer Höhenlage von nur 4000—5000 m vergleichbar ist. Untersuchungen an Schafen, Ziegen und Rindern ergaben konstante O_2-Druckwerte in den letzten Wochen der Tragzeit.

2. Kohlendioxid

Die CO_2-Druckwerte liegen im Nabelvenenblut zwischen 40 und 45 Torr und im Nabelarterienblut zwischen 45 und 60 Torr. Diese Druckwerte sind höher als die entsprechenden von Erwachsenen. Da außerdem das CO_2-Bindungsvermögen des Nabelschnurblutes deutlich verringert ist (Abb. 22), besteht eine Acidämie mit pH-Werten im Nabelschnurvenenblut um 7,3 und im Nabelschnurarterienblut um 7,25. Nach

Verlaufskontrollen im Tierexperiment während der letzten Wochen der Tragzeit ändert sich der pH-Wert bei Schafen und Rinderfeten nicht. Der CO_2-Druck bleibt beim Schaf unverändert und nimmt beim Rind gleichzeitig mit dem mütterlichen CO_2-Druck ab.

3. Pufferung

Die Pufferkapazität des Nabelschnurvenenblutes ist geringer als diejenige Erwachsenenblutes; das Standardbicarbonat beträgt etwa 19 mÄq/l und der Base-Excess-Wert ca. $-6,0$ mÄq/l.

D. Der Vorgang des Gasaustausches in der Placenta

In der Placenta kommen fetales und mütterliches Blut in engen Kontakt. Bei der hämochorialen Placenta des Menschen ist das mütterliche

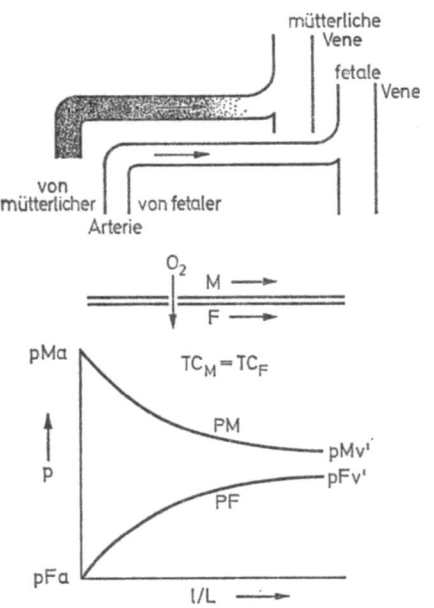

Abb. 23. Gasaustausch im Gleichstromsystem. Änderung des O_2-Druckes im mütterlichen und fetalen Capillarblut bei Annahme einer linearen Beziehung zwischen O_2-Druck und O_2-Konzentration des Blutes. Abszisse: Abstand des beobachteten Segmentes (l) vom arteriellen Ende der mütterlichen Capillare in bezug auf die ganze Länge der Gasaustauscheinheit (L). Ordinate: O_2-Druck im mütterlichen (P_M) und fetalen (P_F) Blut. TC_M und TC_F bedeutet O_2-Transport-Kapazität (nach [13])

Blut nur durch das Chorionepithel und das Chorionmesenchym sowie das Endothel der Zottencapillaren vom fetalen Blut getrennt. Der Abstand zwischen beiden Blutphasen, der durch Diffusion überbrückt werden muß, beträgt etwa 2—6 μ. Die Größe des Gasaustausches wird von folgenden Faktoren beeinflußt:
a) der Diffusionsstrecke,
b) der Gasdruckdifferenz und
c) den Durchblutungsgrößen auf der mütterlichen und fetalen Seite der Placenta.

Wichtig ist auch das Verhältnis der Durchblutungsgröße zueinander und die Strömungsrichtung. Um den Einfluß der Strömungsrichtung anschaulich zu machen, wird zur Vereinfachung angenommen, daß die O_2-Kapazitäten gleich sind und daß der Gasaustausch im linearen Bereich der O_2-Bindungskurven erfolgt (Abb. 23). Wenn unter diesen Bedingungen mütterliches und fetales Blut in gleicher Richtung fließen *(Gleichstrom)*, so wird sich die Gasdruckdifferenz entlang der Capillare

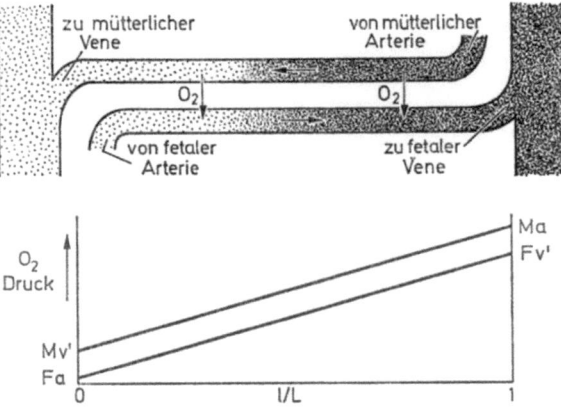

Abb. 24. Gasaustausch im Gegenstromsystem. Der untere Teil der Abb. stellt schematisch die Änderung des O_2-Druckes im mütterlichen (Ma Mv') und fetalen (Fa Fv') Blut während des Gasaustausches in der Placenta dar. Abszisseneinheiten wie Abb. 23 (nach [107])

verringern; in dem Maße, in dem das mütterliche Blut Gas abgibt, nimmt das fetale Blut Gas auf; bei gleicher Durchblutung auf mütterlicher (Qm) und fetaler (Qf) Seite wird dann am Ende des Austausches der O_2-Druck im fetalen Blut um den Betrag angestiegen sein, um den der O_2-Druck im mütterlichen Blut gefallen ist. Je größer das Verhältnis mütterlicher zu fetaler Durchblutung ist, desto geringer wird der

Druckabfall im mütterlichen Blut und desto größer der Druckanstieg im fetalen sein. Das fetale Blut kann jedoch nie mütterliche arterielle Gasdruckwerte erreichen. — Wenn die Blutströme einander entgegengerichtet sind *(Gegenstrom)*, ist dieses jedoch möglich, weil das fetale Blut am Ende des Austausches mit arteriellem mütterlichem Blut in Kontakt kommt (Abb. 24). In der Placenta des Menschen ist keines der beiden Systeme ausschließlich verwirklicht, sondern eine statistische Verteilung aller Möglichkeiten vom Gleich- bis zum Gegenstromsystem. Das mütterliche Blut tritt an der Decidua basalis aus Spiralarterien mit relativ hohem Druck in den intervillösen Raum ein, der im Zentrum der Kotyledonen relativ zottenarm ist. Von dort fließt es langsamer durch die zottenreiche Peripherie der Kotyledonen, wo der Gasaustausch stattfindet, wieder zu den Venenöffnungen in der Basalplatte zurück. BARTELS u. MOLL (1964) haben dieses Austauschsystem ein multivillöses Strombahnsystem genannt (Abb. 25). Bei der bisherigen Be-

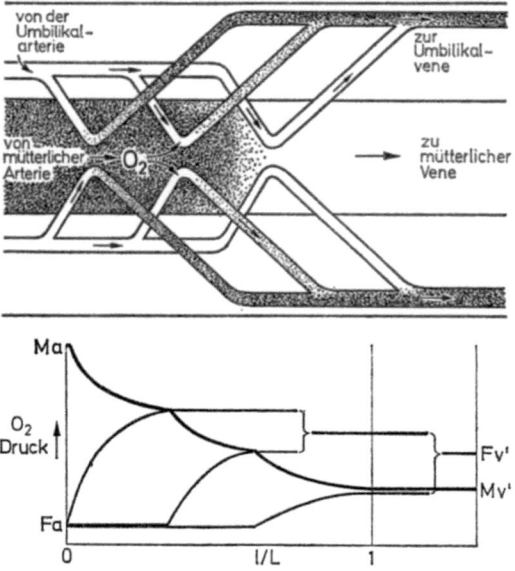

Abb. 25. Gasaustausch im multivillösen Strombahnsystem. In diesem Schema stehen die fetalen Capillaren mütterlichem Blut mit unterschiedlichem O_2-Druck gegenüber. Das fetale Blut in den Capillaren nähert sich demjenigen O_2-Druck, den das angrenzende mütterliche Blut hat. Das fetale Blut, das die Placenta verläßt (Fv'), ist also ein Mischblut aus den Capillaren mit verschiedenem O_2-Druck. Im unteren Teil der Abbildung stellt die Abszisse den Abstand des fetalen Blutes (l) vom Beginn des Austausches im Verhältnis zur genannten Capillarlänge (L), die dem Austausch unterliegt, dar (nach [107])

trachtung blieben folgende Gesichtspunkte unberücksichtigt: Die unterschiedlichen Blutgastransporteigenschaften und die Tatsache, daß die Gase (Sauerstoff und Kohlendioxid) zwischen zwei Blutphasen ausgetauscht werden, ein Vorgang, den es sonst im Organismus nicht gibt.

1. Sauerstoffaustausch

Die O_2-*Kapazität* des fetalen Blutes ist höher als diejenige des erwachsenen Mannes und deutlich höher als diejenige der Schwangeren (s. S. 12, 26). Das bedeutet, daß bei Aufnahme einer bestimmten Menge Sauerstoff im fetalen Blut der O_2-Druck weniger ansteigt als bei einer geringeren O_2-Kapazität; die für den Austausch entscheidende O_2-Druckdifferenz zwischen mütterlichem und fetalem Blut bleibt dadurch

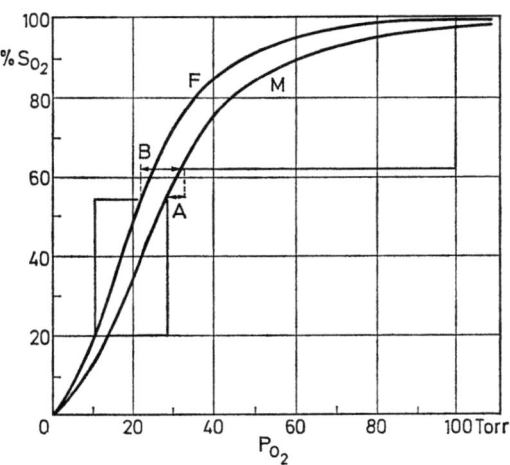

Abb. 26. Endgradienten des O_2-Druckes im mütterlichen (M) und fetalen (F) Blut bei identischer (A) und bei unterschiedlicher O_2-Affinität des Blutes, wenn jeweils gleiche O_2-Mengen ausgetauscht werden (nach [13])

größer. Infolge der höheren O_2-Kapazität kann eine bestimmte Sauerstoffaufnahme mit einer geringeren fetalen Placentadurchblutung bewirkt werden, während die sog. Schwangerschaftsanämie eine entsprechend höhere Durchblutung erfordert. In gleicher Weise wirkt die höhere O_2-*Affinität* des fetalen Blutes. In Abb. 26 sind zwei Dissoziationskurven dargestellt, um dieses zu verdeutlichen. Es wird eine bestimmte Menge von O_2 vom mütterlichen Blut abgegeben und vom fetalen Blut aufgenommen. Wenn das fetale Blut dieselbe Affinität hätte wie das mütterliche (Kurve M), so betrüge die Enddruckdifferenz nur ca.

2 Torr, bei dem vorhandenen Affinitätsunterschied zwischen fetalem (Kurve F) und mütterlichem (Kurve M) Blut beträgt sie jedoch 6 Torr. — Schließlich dient auch der *Bohr-Effekt* demselben Zweck. Die Bindungsfähigkeit für Sauerstoff im mütterlichen Blut wird durch die Aufnahme saurer Stoffwechselprodukte aus dem fetalen Blut herabgesetzt und diejenige des fetalen Blutes durch Abgabe dieser Stoffwechselprodukte heraufgesetzt (Abb. 27). Dadurch, daß das mütterliche Blut wäh-

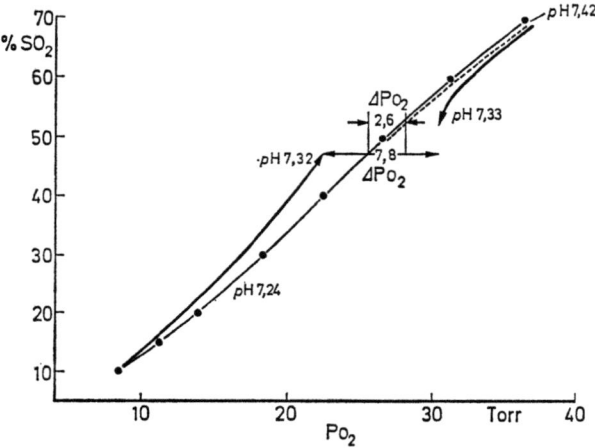

Abb. 27. Schematische Darstellung der Verschiebung von mütterlicher (- - - -) und fetaler (——) funktioneller O_2-Dissoziationskurve während des Gasaustausches in der Placenta. Man sieht, daß für eine bestimmte ausgetauschte O_2-Menge ein mehr als dreimal größerer O_2-Engradient durch den doppelten Bohr-Effekt entsteht (nach [12])

rend des Austausches saurer und das fetale alkalischer wird, rücken die in vivo O_2-Bindungskurven weiter auseinander (doppelter Bohr-Effekt [12]).

2. Kohlendioxidaustausch

Infolge des erniedrigten CO_2-Druckes — 30 Torr im arteriellen Blut der Schwangeren — besteht am Anfang des Gasaustausches eine verhältnismäßig hohe Druckdifferenz zum venosierten fetalen Blut von 45—60 Torr. Die CO_2-Druckdifferenz nach Abschluß des Gasaustausches kennen wir nicht genau, da repräsentative Werte insbesondere aus dem intervillösen Blut fehlen. Es läßt sich jedoch für die bestehenden Diffusionsbedingungen abschätzen, daß der Endgradient am Orte des

Austausches weniger als 2 Torr beträgt. CO_2-Druckmessungen im Nabelschnurvenenblut und in placentanahen Uterusvenen ergeben eine Druckdifferenz um 5 Torr. Im Vergleich zur Lunge ist diese CO_2-Druckdifferenz groß, das bedeutet, die Austauschbedingungen sind ungünstiger. Es ergibt sich aber für die CO_2-Abgabe ein ausreichender Gradient dadurch, daß die CO_2-Druckdifferenz zu Beginn des Austausches ebenfalls deutlich größer ist. Der Fetus kann bei den relativ ungünstigen CO_2-Austauschbedingungen einen arteriellen CO_2-Druck von 40 bis 45 Torr nur deshalb aufrechterhalten, weil die Schwangere hyper-

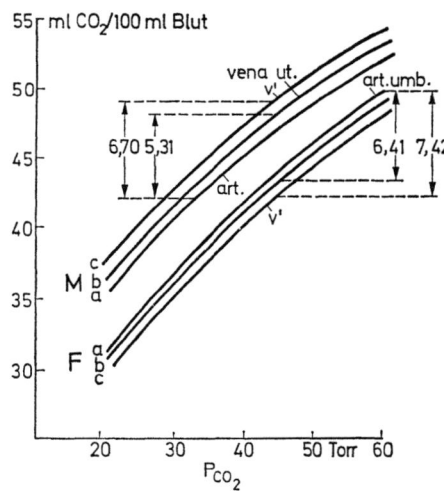

Abb. 28. CO_2-Austausch zwischen mütterlichem und fetalem Blut. Die CO_2-Dissoziationskurven des mütterlichen (M) und fetalen (F) Blutes vor dem CO_2-Austausch sind mit a gekennzeichnet. Der Christiansen-Douglas-Haldane-Effekt (CDH-Effekt) steigert die CO_2-Bindungsfähigkeit des mütterlichen Blutes (Mc) und senkt diejenige des fetalen Blutes (Fc). Der Verlust an fixen Säuren im fetalen und der Gewinn des mütterlichen Blutes senkt die CO_2-Bindungsfähigkeit des mütterlichen Blutes wieder (Mb) und steigert diejenige des fetalen Blutes (Fb). Dadurch ist bei einer gegebenen CO_2-Druckdifferenz weniger CO_2 austauschbar als durch den CDH-Effekt möglich wäre (nach [12])

ventiliert. Da gleichzeitig mit der CO_2-Abgabe Sauerstoff im fetalen Blut aufgenommen wird, kommt es zu einer Verminderung des CO_2-Bindungsvermögens (CDH-Effekt s. S. 15). Ähnlich wie es für den Bohr-Effekt beschrieben wurde, wird auch durch den doppelten CDH-Effekt der CO_2-Austausch durch Erhöhung der Druckdifferenz begünstigt (Abb. 28).

E. Placentadurchblutung

Unsere Kenntnisse über die Durchblutungsgrößen auf beiden Seiten der Placenta sind lückenhaft, das gilt insbesondere für die Regulation der Durchblutung.

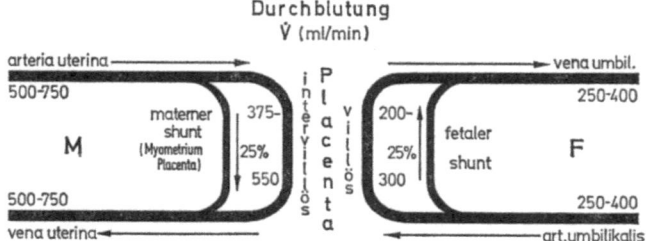

Abb. 29. Durchblutungsgrößen in der reifen Placenta des Menschen.
Uterusgesamtdurchblutung 500—750 ml/min.
Durchströmung des intervillösen Systems 375—550 ml/min (mütterliches Placenta-Minutenvolumen)
Nabelschnurgesamtdurchblutung 250—400 ml/min.
Durchströmung des villösen Systems 200—300 ml/min (fetales Placenta-Minutenvolumen)

1. Die Uterusdurchblutung

Die Uterusdurchblutung beträgt am Ende der Schwangerschaft etwa 500 ml/min, jedoch streuen die angegebenen Werte erheblich (350—700 ml/min), was nicht nur auf unterschiedlichen Methoden beruht, sondern offensichtlich auch auf einer relativ großen individuellen Variation der Durchblutung [5, 6, 108]. Bezogen auf die Gewichtseinheit ergibt sich eine mittlere Durchblutung von 125—150 ml/min/kg des zu versorgenden Gewebes (Uterus-Placenta-Fetus). Verlaufskontrollen von der 10. Woche der Schwangerschaft ab ergeben den aufgrund der Gewichtszunahme zu erwartenden exponentiellen Anstieg der Durchblutung (Abb. 30). Von der Uterusgesamtdurchblutung fließen etwa 75% durch das intervillöse System, das sind gegen Ende der Tragzeit etwa 375 bis 550 ml/min. Demnach sind 25% der Uterusdurchblutung im Hinblick auf den Gasaustausch mit dem Fetus und der Placenta als Kurzschlußanteil aufzufassen. MAKOWSKY et al. (1968) fanden mit Hilfe von markierten Mikropartikeln (50 μ) bei Schafen am Ende der Tragzeit einen Shuntanteil von 16%.

Die Durchblutung des Uterus ändert sich nach dem Ohmschen Gesetz direkt proportional mit dem Perfusionsdruck und umgekehrt propor-

Placentadurchblutung

tional mit den Gefäßwiderständen. Der Perfusionsdruck ist definiert als arterieller Mitteldruck minus venösem Mitteldruck. Der Gefäßwiderstand ist abhängig von der Viscosität des Blutes sowie von der Länge und dem Gesamtquerschnitt der Strombahn. Der Querschnitt kann aktiv verändert werden durch den Gefäßtonus und passiv durch Druck oder Zug der Umgebung auf die Gefäßwand, z. B. bei Muskelkontraktionen (Wehen). Der Gefäßtonus kann sowohl nervös als auch hu-

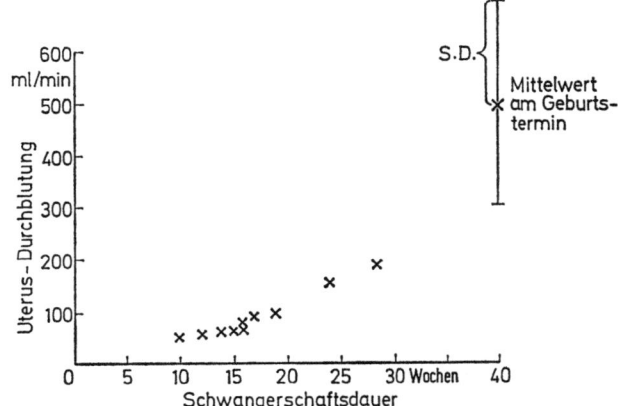

Abb. 30. Der Anstieg der Uterusdurchblutung während der Schwangerschaft (nach [6] und [108])

moral (gefäßaktive Gewebshormone oder Pharmaka) beeinflußt werden. Für die Regulation der Uterusdurchblutung gelten hinsichtlich dieser Faktoren Besonderheiten. Die Uterusgefäße scheinen in der Spätschwangerschaft normalerweise fast maximal dilatiert zu sein; der Sympathicotonus ist offensichtlich minimal. Eine Zunahme der Durchblutung durch Gefäßerweiterung ist demnach kaum möglich. Das erklärt auch, warum die elektrische Reizung des Parasympathicus bzw. die Gabe von Parasympathicomimetica sowie die chemische Reizung von β-Receptoren (Isoproterenol) im schwangeren Uterus die Durchblutung nicht zu steigern vermögen. Dagegen ist eine Vasokonstriktion z. B. durch Sympathicusreizung, durch Gabe von Adrenergica und andere vasopressorische Sympathicomimetica (Vasopressin) regelmäßig auszulösen [69]. Die bei einigen Organen (Niere, Gehirn) zu beobachtende Autoregulation, d. h. die Fähigkeit, die Durchblutung auch bei Blutdruckabfall noch aufrechtzuerhalten, fehlt. Der Uterus reagiert bei Blutdruckschwankungen wie die Skeletmuskulatur, die Eingeweide und

z. B. auch die Haut. Bei Zentralisation des Kreislaufes nimmt die Uterusdurchblutung durch Gefäßkonstriktion stärker ab, als allein durch den Blutdruckabfall zu erwarten wäre.

2. Die Größe der fetalen Durchblutung

Die Größe der fetalen Durchblutung in der Placenta ist beim Menschen nur durch Messungen der Nabelschnurdurchblutung unmittelbar nach der Geburt bekannt. Berechnungen nach dem Fickschen Prinzip aus Blutgasanalysen ergaben ein Minutenvolumen von 175 bis 350 ml [6]. Nach Messungen mit der Wärmeverdünnungsmethode beträgt die Durchblutung 75 ml/min/kg K.-Gew. [160]. Aufgrund des morphologischen Aufbaues der Placenta ist nicht zu erwarten, daß das gesamte in die Placenta einströmende fetale Blut in idealer Weise am Gasaustausch teilnimmt. Ein Teil des Blutes ist demnach als Kurzschlußblut zu bezeichnen. Die Abschätzung des Shuntanteiles ist schwierig. Unter der Annahme eines vollständigen O_2-Druckangleiches im Bereich der Zottencapillaren ergibt sich aus Sauerstoffanalysen des Nabelschnurvenenblutes ein Kurzschluß von ca. 25%.

Beim Schaffeten ist die Nabelschnurdurchblutung auch vor der Geburt gemessen worden, sie steigt während der zweiten Hälfte der Tragzeit von ca. 50 auf 500 ml/min entsprechend der Gewichtszunahme des Feten an. Die Nabelschnurdurchblutung beträgt bei reifen Schaffeten mehr als die Hälfte des von beiden parallel arbeitenden Herzkammern ausgeworfenen Minutenvolumens (ca. 55%); nur ca. 12% fließen in die Lungenstrombahn, die verbleibenden 33% des von beiden Kammern geförderten Volumens versorgen durch die Körperarterien die Organe des Feten. Das Lungenstromgebiet ist an der Regulation der fetalen Blutverteilung maßgeblich beteiligt. Bei intrauteriner Asphyxie kann die Lungendurchblutung durch Vasoconstriktion fast vollkommen unterbunden werden, alleine hierdurch kann das placentare Minutenvolumen um mehr als 20% zunehmen; das ist annähernd die Hälfte der placentaren Durchblutungssteigerung, die von DAWES (1968) bei schwerer Asphyxie gefunden wurde.

3. Veränderungen der Austauschbedingungen in der Placenta im Verlauf der Schwangerschaft

Mit dem Wachstum des Feten steigt der O_2-Verbrauch und damit der erforderliche O_2-Übertritt in die Placenta. Die hierfür erforderliche Vergrößerung der Gesamtoberfläche der Placenta wird nur z. T. durch

Placentadurchblutung

eine Volumenzunahme der Placenta erreicht. Darüber hinaus nimmt auch die Oberfläche pro Volumeneinheit durch Verkleinerung der Zottendurchmesser erheblich zu, wie aus Abb. 31 ersichtlich. Mit Abnahme der Zottendurchmesser wird auch die Zottenmembran dünner;

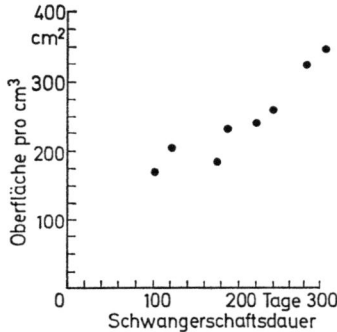

Abb. 31. Die Zottenoberfläche einer Volumeneinheit einer Placenta (nach [181])

die Diffusionsstrecke zwischen den beiden Blutbahnen ist am Anfang der Schwangerschaft ca. 25 μ und am Ende nur noch 2 bis 6 μ lang. Vergrößerungen der Oberfläche und Verkürzung der Diffusionsstrecke erhöhen die Diffusionskapazität (Tab. 2). Die Steigerung der Durch-

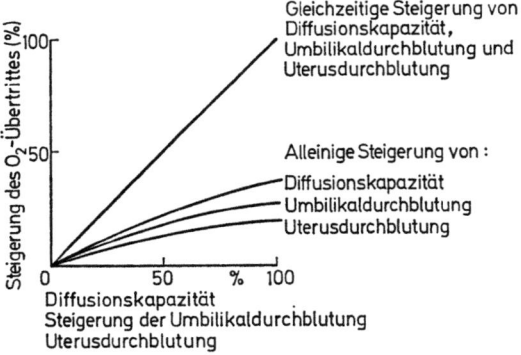

Abb. 32. Die Zunahme des Sauerstoffübertritts in der menschlichen Placenta in Abhängigkeit von alleiniger Steigerung der Uterusdurchblutung bzw. der Nabelschnurdurchblutung bzw. der Diffusionskapazität in Abhängigkeit von der Zunahme aller drei Faktoren (nach [112])

Tabelle 2. Vergleich der Gasaustauschbedingungen zwischen Lunge und Placenta, bezogen auf den Sauerstoffverbrauch des Erwachsenen ($\dot{V}_{O_2}$ 300 ml/min) und des Fetus ($\dot{V}_{O_2}$ 15 ml/min)

	Lunge	Placenta
Diffusionsfläche/$\dot{V}_{O_2}$	0,4	0,6
Durchblutung/$\dot{V}_{O_2}$	20	20
Diffusionskapazität/$\dot{V}_{O_2}$	0,08	0,13

blutung auf beiden Seiten der Placenta fördert ebenfalls den Gasaustausch. MOLL (1967) hat die Auswirkung dieser einzelnen Faktoren auf die Größe des O_2-Übertrittes berechnet und graphisch dargestellt (Abb. 32).

III. Der Gastransport und die Gasaustauschfunktion der Placenta während der Geburt

A. Bei der Mutter

Die Geburt bedeutet für die Schwangere eine erhebliche körperliche Arbeit mit entsprechenden Anforderungen an Atmung und Kreislauf. Diese zusätzlichen Belastungen und die Erhöhung des intrauterinen Druckes haben Rückwirkungen auf die Gasaustauschfunktion der Placenta und die Atmungsfunktion des fetalen Blutes.

1. Ventilation

Die *Ventilation* (Abb. 33) steigt schon während des Beginns der Eröffnungsperiode um fast das Doppelte an und nimmt weiter bis zur Geburt noch gering zu. Das Atemminutenvolumen beträgt am Ende der Austreibungszeit durchschnittlich 23 l/min. Dieser Mittelwert wird im Einzelfall nur wenig unterschritten, doch werden Steigerungen bis über 40 l/min beobachtet. Gleichzeitig mit der Ventilationssteigerung nimmt die Sauerstoffaufnahme während der Geburt von 150 auf 270 ml/m²/min zu. Daraus ergibt sich ein Anstieg des Energieumsatzes von 0,7 auf 1,3 Kcal/m²/min. Während der einzelnen Wehen steigt der O_2-Verbrauch erwartungsgemäß an; er ist zweimal höher als in der Wehenpause. In der Eröffnungsperiode nimmt der Energieumsatz bei Erstgebärenden signifikant stärker (von 0,7 auf 1,5) zu als bei Mehrgebärenden (von 0,7 auf 1,15). Die Erstgebärende hat also während dieser Geburtsphase wesentlich mehr Arbeit zu leisten. Für eine mittlere Geburtsdauer von 8—10 Std beträgt der zusätzliche Calorienverbrauch ca. 1200 Kcal [98].

2. Die Stoffwechselsteigerung

Die Stoffwechselsteigerung stellt auch erhöhte Anforderungen an das Herz-Kreislaufsystem. Während der Einzelwehe steigt das Herzzeitvolumen auf das Zwei- bis Dreifache des Ausgangswertes an. Das erhöhte Herzminutenvolumen wird etwa zu gleichen Teilen durch eine Zunahme des Herzschlagvolumens und durch eine erhöhte Pulsfrequenz erzielt. Die hämodynamischen Belastungen entsprechen einer leichten bis mittelschweren körperlichen Arbeit, vergleichbar einer Ergometerleistung von ca. 50 Watt.

Die Steigerung der Ventilation führt während der Wehen auch zu einer Hyperventilation, wie die Abnahme des arteriellen CO_2-Druckes gegenüber Werten in der Wehenpause zeigt. Trotz Hyperventilation sind die arteriellen O_2-Drucke während der Wehen niedriger als vor Geburtsbeginn. Offenbar führt die Rückenlage der Kreißenden zu Ver-

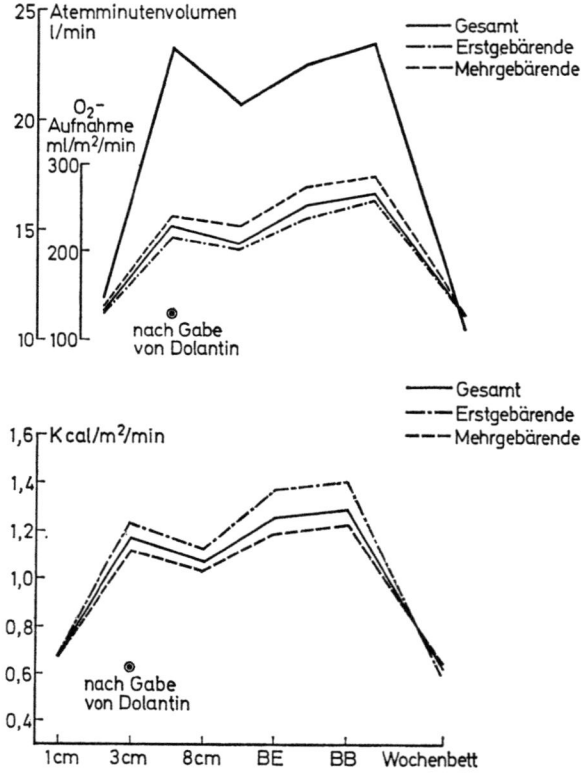

Abb. 33. Ventilation (l/min), Sauerstoffaufnahme (ml/m²/min) und Energieumsatz (kcal/m²/min) während der Geburt und im frühen Wochenbett. 1 cm — 3 cm — 8 cm — vollständige Eröffnung des Muttermundes. BE (Beckeneingang) — BB (Beckenboden) — Höhenstand des Kopfes in der Austreibungsphase

teilungsungleichheiten in der Lunge mit Erhöhung der alveolar-arteriellen O_2-Druckdifferenzen. Bei der liegenden Kreißenden wurde z. B. ein arterieller O_2-Druck von 91 Torr gemessen. Demnach nehmen die während der ganzen Schwangerschaft vorhandenen Verteilungsungleichheiten in der Lunge während der Geburt noch zu.

3. Die Pufferkapazität

Die Pufferkapazität des mütterlichen Blutes verringert sich durch die Wehentätigkeit in Abhängigkeit von Wehendauer und Wehenstärke kontinuierlich um insgesamt 5—7 mÄq/l. Das Basendefizit entsteht vor allem durch eine Zunahme des Milchsäure- und Brenztraubensäuregehaltes, dabei übersteigt die Zunahme des Lactats diejenige des Pyruvats, d. h. der L/P-Quotient wird größer. Während der Gesamtenergieumsatz der Schwangeren während der Geburt nur einer mittelschweren Arbeit entspricht, ist anzunehmen, daß die Uterusmuskulatur durch vorwiegend isometrische Kontraktionen einen sehr hohen Energieumsatz hat. Die Uterusmuskulatur ist deshalb an der Steigerung des Energieumsatzes wesentlich beteiligt, obwohl die Muskelmasse nur ca. 1 kg beträgt. Möglicherweise reicht die Uterusdurchblutung und damit die Sauerstoffversorgung während der Kontraktionen nicht aus, um den erhöhten Energiebedarf zu decken. OTEY et al. (1964) fanden bei 17 von 21 untersuchten Schwangeren im Uterusvenenblut einen höheren Lactatspiegel als im Arterienblut. Kontraktionen der Skeletmuskulatur, die während der Wehen vorwiegend isometrisch sind, tragen ebenfalls zum Lactatanstieg bei.

B. Die Atmungsfunktion des fetalen Blutes

Die Veränderung der Blutgase und des Säuren-Basen-Status der Gebärenden wirken sich auch auf die Atmungsfunktion des fetalen Blutes aus. Das Säure-Base-Gleichgewicht des Feten wird auch bei normalem Wehenablauf durch die „Geburtsacidose der Mutter" belastet. Untersuchungen des fetalen Blutes während der Wehentätigkeit sind durch Mikroblutanalysen nach SALING (1964) möglich. Verlaufskontrollen zeigen während der Eröffnungszeit, stärker noch während der Austreibungsperiode, eine Abnahme der Pufferkapazität um ca. 6—7 mÄq/l. Kurz vor der Geburt beträgt der Standardbicarbonatwert durchschnittlich 19 mÄq/l und das Basendefizit etwa 6 mÄq/l, der pH-Wert liegt bei ca. 7,30 (Abb. 34). Die Veränderungen im Säuren-Basen-Status des mütterlichen und fetalen Blutes unter der Geburt sind also gleich groß: sie verlaufen auch zeitlich parallel, wie die Werte der simultan entnommenen Einzelproben zeigen. Während früher angenommen wurde, daß infolge höherer Lactatkonzentration im fetalen Blut Milchsäure überwiegend vom Feten an die Mutter abgegeben wird, zeigen neuere Untersuchungen meistens am Ende der Geburt höhere Werte im mütterlichen Blut. Im Mittel lassen sich 60% der Veränderungen im fetalen

Blut durch gleichzeitige Veränderungen im mütterlichen Blut erklären. Der größere Teil der z. Z. der Geburt im fetalen Blut nachweisbaren metabolischen Acidose ist daher mütterlichen Ursprungs (Infusionsacidose). In Einzelfällen wird im fetalen Blut ein größeres Basendefi-

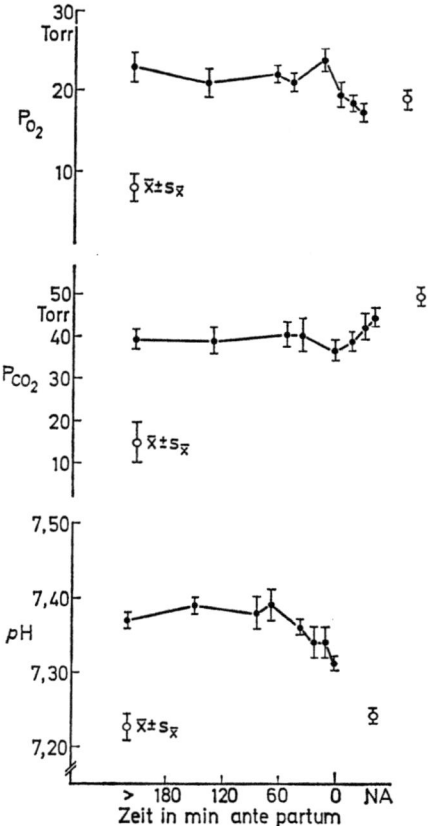

Abb. 34. Veränderungen der pH-, P_{O_2}- und P_{CO_2}-Werte im Kopfschwartenblut des Fetus während der Geburt (Mittelwerte und Standardabweichung). Beachte die zunehmende Acidose, Hyperkapnie und Hypoxämie in den letzten 60 min vor der Geburt. N. A. (Nabelarterie) aus [184 et al.].

zit gefunden als bei der Mutter. Diese Kinder haben einen niedrigeren Apgar-Score — als Ausdruck eines intrauterinen Sauerstoffmangels — als Neugeborene, bei denen eine gleichgroße metabolische Acidose durch Lactatanstieg im mütterlichen Blut entstanden ist.

Die Veränderung der CO_2- und O_2-Drucke im fetalen Blut sind während der Geburt im Gegensatz zur Puffer-Basenkapazität weniger abhängig von den entsprechenden mütterlichen Werten. Im Kopfschwartenblut steigt der CO_2-Druck um etwa 6—7 Torr auf einen Mittelwert von 45 Torr z. Z. der Geburt an, und der O_2-Druck sinkt um den gleichen Betrag auf 17—18 Torr, die Sauerstoffsättigung beträgt dann etwa 35%. CO_2-Druckanstieg und O_2-Abnahme sowie der Anteil des Basendefizits, der nicht durch Veränderung im mütterlichen Blut erklärt ist, müssen durch eine Beeinträchtigung der Gasaustauschfunktion der Placenta während der Wehen gedeutet werden. Als Ursache kommt vor allem eine Abnahme der Uterusdurchblutung durch Erhöhung des *transmuralen* Druckes in Frage.

C. Veränderung der Uterusdurchblutung während der Wehen

Jede Kontraktion des Uterusmuskels komprimiert die Gefäße und erhöht dadurch den Gefäßwiderstand; dieses führt bei unverändertem Perfusionsdruck zu einer Verminderung der Durchblutung. Die Uterusdurchblutung nimmt während der Wehentätigkeit ab, und zwar mit der Stärke, der Dauer und der Frequenz der Wehen sowie mit der Höhe des Amniondruckes in der Wehenpause (basaler Tonus). Die Amniondruckkurve ist dann ein Spiegelbild der Durchblutungskurve. Der Mechanismus der wehenabhängigen Minderdurchblutung ist im einzelnen nicht vollständig geklärt. Offenbar führt die Druckerhöhung zunächst zu einer Abflußbehinderung. Da der gesamte intrauterine Druck ansteigt, bedeutet das nicht unbedingt eine Zunahme des intervillösen Blutvolumens. Erst wenn der intrauterine Druck den relativ hohen Druck in den Spiralarteriolen übersteigt, wird auch der arterielle Gefäßwiderstand erhöht und die Blutzufuhr weiter gedrosselt.

Eine Abnahme der Uterusdurchblutung beeinträchtigt zwar immer die Gasaustauschbedingungen, führt jedoch nicht unbedingt zu einer Verminderung der ausgetauschten Gasmenge. Bei größerer arterio-venöser O_2-Gehaltsdifferenz findet der Gaswechsel zunächst nur bei niedrigeren O_2-Drucken und höheren CO_2-Drucken statt. Bei stärkerer Minderdurchblutung können vor allem zwei Faktoren kompensatorisch wirksam werden: in erster Linie eine Steigerung des fetalen Herzzeitvolumens durch Erhöhung der Frequenz und zweitens eine Abnahme der Verteilungsungleichheiten in der Placenta, wie sie POWER et al. (1967) bei Schafen unter Hypoxie nachweisen konnte. Bei Schafen konnte trotz Verminderung der uterinen Durchblutung um ca. 50% keine we-

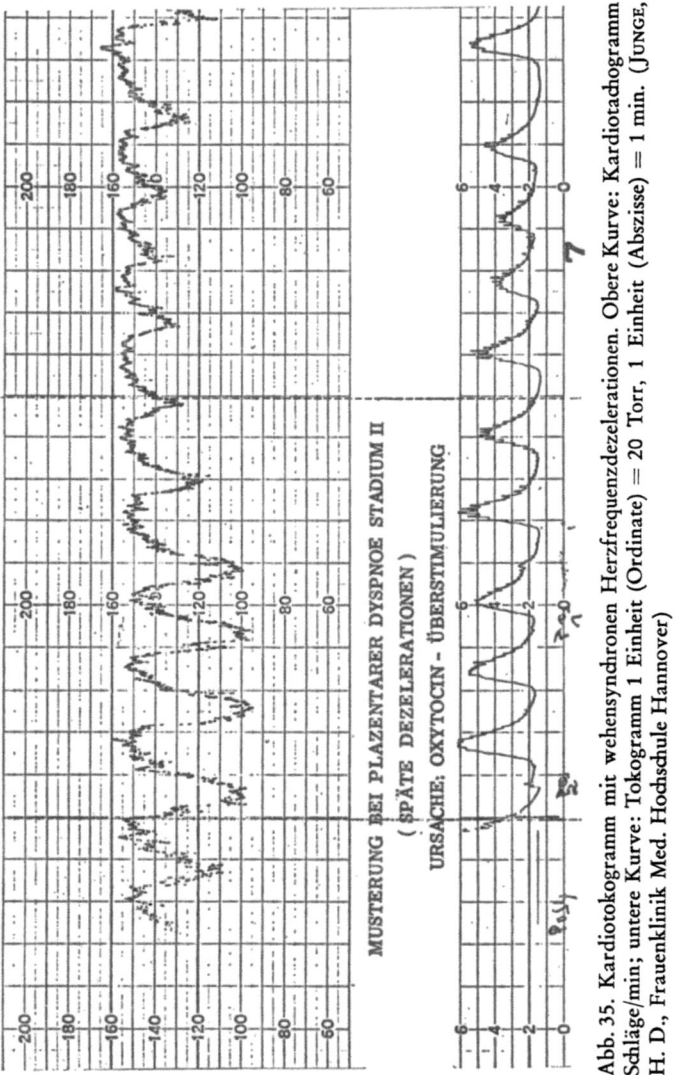

Abb. 35. Kardiotokogramm mit wehensynchronen Herzfrequenzdezelerationen. Obere Kurve: Kardiotachogramm Schläge/min; untere Kurve: Tokogramm 1 Einheit (Ordinate) = 20 Torr, 1 Einheit (Abszisse) = 1 min. (JUNGE, H. D., Frauenklinik Med. Hochschule Hannover)

sentliche Abnahme der fetalen O_2-Werte beobachtet werden. Auch beim Menschen kann die Uterusdurchblutung um etwa die Hälfte kleiner werden, bevor eine ausgeprägte Asphyxie auftritt. Eine anhaltende fetale Bradykardie als Hinweis auf eine derartige Asphyxie wurde von HON (1968) erst gefunden, wenn folgende Werte überschritten wurden: Wehenfrequenz um mehr als 3 in 10 min, Wehendauer um mehr als 60 sec, Wehenstärke um mehr als 60 Torr und Ruhetonus um mehr als 10 Torr. Beim Überschreiten dieser Werte ist das Ausmaß der asphyxiebedingten Bradykardie vom Amniondruck abhängig. In Abb. 35 sieht man, daß sich die Herzfrequenzkurve spiegelbildlich verhält.

IV. Gasaustausch in der Neugeborenenzeit

A. Morphologische Entwicklung der Lunge

Eine der wichtigsten Voraussetzungen für das extrauterine Leben ist eine funktionsfähige Lunge, insbesondere eine ausreichende respiratorische Oberfläche, die durch die Capillaroberflächen der Alveolen gebildet wird.

1. Entwicklung der Alveolareinheiten

Bis zur 16. Schwangerschaftswoche ist die dem Entoderm entstammende Lunge ein solides, drüsiges Organ. Von diesem Zeitpunkt ab entwickelt sich der Bronchialbaum als Röhrensystem. Terminale, kubische Epithelien dieses Systems werden zunehmend flacher. Zwischen 26. und 28. Woche haben sich zwei alveolare Zelltypen entwickelt, von denen der eine Vacuolen und Lipoidgranula enthält, der andere Bindegewebszellen gleicht. Nach der 28. Woche nehmen die als Alveolen ansprechbaren endständigen Strukturen unter Bildung von Taschen mit einem gemeinsamen Alveolargang an Zahl zu (Abb. 36). Erst am Ende der normalen Schwangerschaft sind die Alveolen mit dünnwandigem Epi-

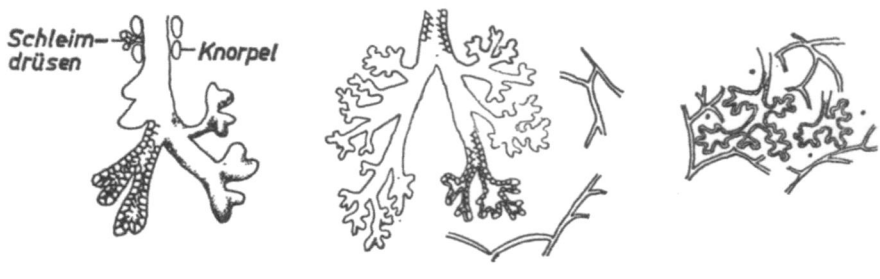

Abb. 36. Die wichtigsten Entwicklungsphasen der fetalen Lunge (nach [7]).
1—3 Monate: Bei fortschreitender dichotomer Teilung werden die noch weitgehend soliden, drüsenförmig erscheinenden „Luftwege" von cylindrischem Flimmerepithel ausgekleidet.
5 Monate: Kanalisierte „Luftwege" mit kubischem Flimmerepithel ausgekleidet. Capillaren sprossen im Mesenchym.
6½—7 Monate: Alveolen entwickeln sich aus den Alveolargängen, das Epithel flacht ab. Die Capillaren umschließen die terminalen „Lufträume"

thel ausgekleidet und deutlich voneinander abgesetzt. Elektronenmikroskopische Untersuchungen zeigen eine Auffaltung dieses Epithels der noch nicht expandierten Alveolen [66]. Die Alveolen sind jedoch nicht völlig kollabiert, sie sind ebenso wie die zuführenden Atemwege mit Flüssigkeit gefüllt, die von der Lunge sezerniert wird. Ein Teil des Fruchtwassers besteht somit auch aus Sekreten der fetalen Lunge. Die Flüssigkeit in der Lunge beträgt in den letzten Wochen etwa 60% des Lungengewichtes.

Der Bronchiolendurchmesser des Neugeborenen (0,1 mm) ist im Verhältnis zur Lungengröße weit, denn in der etwa 30mal größeren Erwachsenenlunge beträgt er 0,2 mm, ist also nur doppelt so groß. Wären die Bronchiolen des Neugeborenen entsprechend seiner viel kleineren Lunge enger, würde die Atemarbeit erheblich größer sein, da der Strömungswiderstand umgekehrt proportional zur 4.—5. Potenz des Bronchialradius ansteigt. Der Durchmesser der Alveolen des Neugeborenen (0,05 mm) beträgt etwa nur ein Viertel desjenigen des Erwachsenen (0,2 mm), damit wird die Alveolaroberfläche pro Einheit des Gasvolumens relativ größer. Leider sind die in der Literatur wiedergegebenen Meßwerte der Luftwegsdurchmesser [7, 29, 60, 86, 153] nicht bei gleicher Lungendehnung gewonnen worden und deshalb nur bedingt vergleichbar. Eine Berechnung der Oberfläche aus dem Alveolendurchmesser muß zudem ungenau sein, da die Alveolen geometrisch keine Hohlkugeln darstellen und Veränderungen des Gewebevolumens zwischen den Alveolen möglich sind. Vernachlässigt man diese Einschränkungen, so wäre beim Neugeborenen die Oberfläche der einzelnen Alveole 16mal kleiner, die Zahl der Alveolen pro Einheit des Lungenvolumens aber 64mal größer und deshalb die gesamte Oberfläche dieser Alveolen 4mal größer. Selbst dann würde pro Quadratmeter Körperoberfläche die gesamte Alveolaroberfläche der Neugeborenenlunge nur etwa gleich groß wie diejenige des Erwachsenen sein, denn das totale Lungenvolumen des Neugeborenen ist bezogen auf die Einheit der Körperoberfläche etwa 3mal kleiner (s. S. 55 f.). Eine trotz des relativ kleinen Lungenvolumens verhältnismäßig große Alveolaroberfläche würde eine Anpassung an den pro m² Körperoberfläche fast gleich großen Gasstoffwechsel des Neugeborenen bedeuten, doch zeigen Funktionsprüfungen (Abschnitt D, s. S. 72), daß die wirksame Gasaustauschfläche pro m² Körperoberfläche bei Neugeborenen, möglicherweise durch geringere Lungencapillardichte, doch beträchtlich kleiner sein dürfte als beim Erwachsenen. Die postnatale Zunahme der Alveolaroberfläche erfolgt sowohl durch Zunahme der Größe der einzelnen Alveole als auch durch eine etwa 12fache Zunahme der Alveolenzahl [49, 57].

2. Entwicklung des Lungengefäßsystems

Mit Beginn der Kanalisierung des Bronchialbaums sprießen Capillaren in die Strukturen, die später dem Gasaustausch dienen. In der 28. Woche erreichen sie die Alveolaroberfläche (Abb. 36). Beim Feten sind die Lungenarterien und -arteriolen im Verhältnis zum Lumen dickwandig [127]. Dieses Verhältnis — Wanddicke/Innendurchmesser der Arterien vom elastischen Typ — beträgt bei der 2½ Monate alten Frucht noch 1 : 1 und gegen Ende der Schwangerschaft 1 : 4 [95]. Pulmonalarterie und Aorta ascendens zeigen beim Feten noch den gleichen Elasticaaufbau [116, 150]. Erst im 4. Lebensjahr gleicht die Struktur der Pulmonalarterie derjenigen des Erwachsenen [103]. In der Fetalzeit besitzen die Lungenarterien mehr glatte Muskelfasern als die Systemarterien. Die stärker entwickelte Muskulatur der Pulmonalarterie dient der Engstellung dieses Gefäßgebietes in der Fetalzeit. Chronischer Sauerstoffmangel nach der Geburt (z. B. cyanotischer Herzfehler) führt auch in den Lungenarterien zu weiterer Zunahme glatter Muskelfasern [117]. Die Struktur der Pulmonalvene ist beim Feten, Neugeborenen und Erwachsenen gleich. Im 1. Lebensjahr bestehen vermehrt Verbindungen (Anastomosen) zwischen Lungen- und Bronchialkreislauf sowie zwischen Lungenarterien und Lungenvenen [70, 144, 173]. Diese Anastomosen könnten einen Teil des gegenüber Erwachsenen vergrößerten physiologischen Kurzschlußblutanteils erklären (s. S. 7, 68). Sie können bei chronischer Hypoxie bestehen bleiben [172].

3. Alveolare Stabilität

Wie in der Einleitung geschildert, ist die Produktion des die Oberflächenspannung herabsetzenden Sekretes in den Alveolen für die Aufrechterhaltung ihrer Form erforderlich. Das Sekret entsteht in der fetalen Lunge schon von der 24. Schwangerschaftswoche an [62]. Menge und Zusammensetzung genügen für eine ausreichende Belüftung bei Frühgeborenen bis zur 34. Schwangerschaftswoche oft nicht [67]. Eine ungenügende Produktion oder Sekretion aus den Zellen kann durch einen gestörten Stoffwechsel der Alveolarzellen verursacht sein. Die oberflächenaktive Substanz wird durch Plasmabestandteile, z. B. Fibrinogen, inaktiviert. Dies tritt in der Neugeborenenzeit bei Permeabilitätsstörungen aus den Lungencapillaren aus, insbesondere bei untergewichtigen Neugeborenen infolge Hypoxie und respiratorischer Acidose. Die in solchen Fällen in Alveolen und Alveolargängen gefundenen Fibrinniederschläge (hyaline Membranen) enthalten oberflächenaktive Substanzen, die fluorescenzmikroskopisch nachgewiesen werden konnten [42]. Möglicherweise führt eine zu geringe fibrinolytische Aktivität (Plasminogenmangel) in der Frühgeborenenlunge indirekt zu einer Verminderung der die Oberflächenspannung herabsetzenden Aktivität. Andererseits können Acidose und Hypoxie bei Frühgeborenen zu einer verminderten Produktion dieser Substanz führen. Ist es aus den genannten Gründen — Unreife des Kindes und Asphyxie — zu einer verminderten Aktivität der oberflächenwirksamen Substanz gekommen, so führt dies zu einem Kollaps insbesondere kleinerer Alveolen und zur Atelektasenbildung.

B. Funktionelle Entwicklung der Lunge

1. Atmungsbeginn

Die ersten 2 min nach der Geburt sind für die Umstellung vom placentaren zum pulmonalen Gasaustausch entscheidend. Vier weitgehend koordinierte Prozesse sind Voraussetzungen für einen ausreichenden Gasaustausch in der Lunge:
1. der Eintritt von Luft in die Lunge (Aeration);
2. die anschließende, fortlaufende Ventilation der Alveolen;
3. die entsprechende Durchblutung der Alveolen;
4. die Ausbildung einer für die Diffusion von Sauerstoff und Kohlendioxid ausreichend dünnen Schicht zwischen Alveolargas und Lungencapillarblut.

In diesem Abschnitt werden wir uns vornehmlich mit den ersten beiden Prozessen befassen.

a) Der Eintritt von Luft in die Atemwege. Bei vorangehendem Kopf werden beim Durchtritt durch den Geburtskanal bis zu 40 ml Flüssigkeit aus den Atemwegen ausgepreßt [45], wobei Drücke bis zu 80 Torr einwirken [87]. Danach dehnt sich der Brustkorb wieder aus und die Flüssigkeit wird durch eine entsprechende Luftmenge ersetzt. Dieser Mechanismus ist bei Kaiserschnittentbindungen weniger ausgeprägt. „Froschatmung" mit Hilfe der glossopharyngealen Muskeln kann zusätzlich 5—10 ml Luft in die Atemwege einbringen [26, 100]. Diese eingebrachte Luft bleibt in den Atemwegen und führt noch nicht zur Belüftung der Alveolen.

b) Aeration und Ventilation der Alveolen. Auch gesunde Neugeborene sind durchschnittlich während der ersten halben Minute nach der Geburt apnoisch. Diese Phase kann durch kräftige Hautreize verkürzt werden. Die ersten unregelmäßigen Atemzüge — am besten charakterisiert als Schnappatmung — gehen bei normalem Verlauf nach maximal 90 sec in eine regelmäßige hochfrequente Atmung über (60—80 Atemzüge/min), unterbrochen von kurzen Schreiphasen (Abb. 37). Nach röntgenkinematographischen Untersuchungen von LIND et al. (1963) erweitert sich der Thorax durch die ersten Atemzüge nicht. Offensichtlich wird lediglich die vor der Geburt in den Lungen befindliche

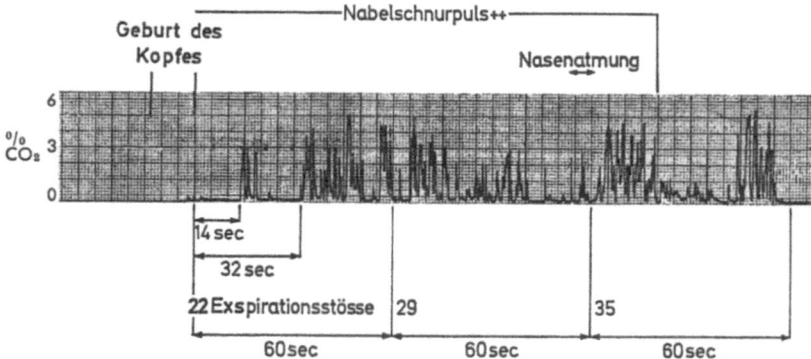

Abb. 37. *Registrierung der CO_2-Konzentration (Ultrarotabsorptionsschreiber) in der Atemluft eines Neugeborenen unmittelbar nach der Geburt.* Nach einer Apnoe von 14 sec sind die ersten Atemzüge zu erkennen, nach 32 sec eine einigermaßen regelmäßige Atmung. Die Kurventeile mit verhältnismäßig geringfügigen Anstiegen der CO_2-Konzentration in der 2. und 3. min sind teilweise durch Übergang von Mundatmung zu Nasenatmung zu erklären (nach [163])

Flüssigkeit durch Luft ersetzt. Der Thorax bleibt in einer schon vor der Geburt erkennbaren, gegenüber dem Erwachsenen verstärkten Inspirationsstellung mit horizontalem Rippenverlauf. Beim ersten Atemzug werden interpleurale negative Drücke von 20—70 cm Wassersäule erzeugt, wodurch 20—80 ml Luft eingeatmet werden (Abb. 38). Die beim ersten Atemzug in die Lunge eingebrachte Luft wird nur zu einem geringen Teil wieder ausgeatmet. Während der nächsten Atemzüge nimmt die im Thorax verbleibende Luftmenge (funktionelle Residualkapazität) weiter zu, während Lungenflüssigkeit auf Lymph- und Blutwegen abtransportiert wird [2, 27, 61, 79, 161]. Ob primäre Lymphzirkulationsstörungen bei untergewichtigen Neugeborenen die Entfaltung der Lunge beeinträchtigten oder ob es bei Atemstörungen der ersten Lebensstunden sekundär zur Erweiterung der pulmonalen Lymphgefäße kommt, ist noch nicht entschieden. Die Resorption der Flüssigkeit in der Lunge wird durch deren niedrigen kolloid-osmotischen Druck begünstigt [84]. Eine unzureichende Lungendurchblutung, z. B.

infolge anhaltender Hypoxie, verzögert die Flüssigkeitsresorption, die sonst innerhalb von Minuten geschieht. Nach wenigen Atemzügen sind beim ausgetragenen Neugeborenen die Lungenalveolen fast vollständig mit Luft gefüllt. Die mechanische Stabilität der Alveolen ist mit einem interpleuralen Unterdruck von etwa

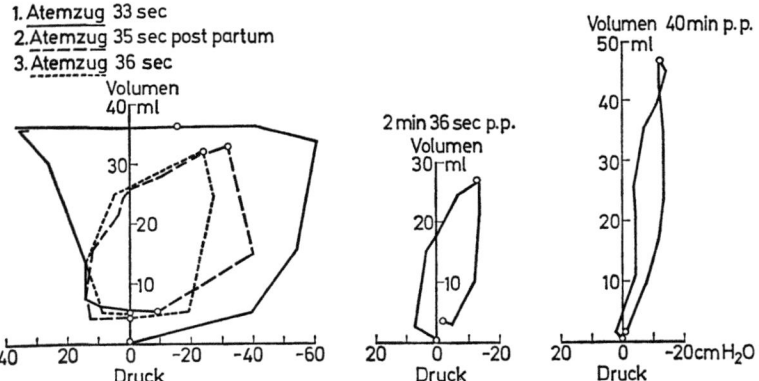

Abb. 38. Atemschleifen eines 3610 g schweren Neugeborenen nach Aufzeichnungen von KARLBERG et al. (1962 b). Links: die ersten 3 Atemzüge; Mitte: 2½ min und rechts: 40 min nach der Geburt

5 cm Wasser gewährleistet [71]. Es wurde diskutiert, ob die primäre Belüftung der Alveolen durch die stärkere Füllung der Lungencapillaren — sozusagen durch eine Capillarerektion — unterstützt wird [81]. Ein solcher Mechanismus wäre nur denkbar, wenn ein straffes pericapilläres Gewebe bei stärkerer Blutfülle eine erhöhte Spannung der Alveolarwandung herbeiführen würde. Hierfür gibt es jedoch keinen Anhalt. Die erste Periode einer verstärkten Atemtätigkeit, die mit erhöhter Herzfrequenz und gesteigertem Stoffwechsel einhergeht, dauert etwa 30 min (s. S. 58 f.). Danach beträgt die Atemfrequenz beim ausgetragenen Neugeborenen ca. 40/min.

2. Die Auslösung des ersten Atemzuges

Die Atmung wird von verschiedenartigen Reizen in Gang gesetzt, deren Einflußgröße im einzelnen jedoch noch nicht genau bekannt ist. Viele äußere Reize treffen das Kind unmittelbar nach der Geburt: vor allem Kälte, Geräusche, Licht, Gerüche und Berührungsreize sowie eine stärkere Auswirkung der Schwerkraft. Dadurch, daß das Gesicht des Feten nicht mehr ins Fruchtwasser eintaucht, wird der atmungshemmende Eintauchreflex nicht mehr ausgelöst. Temperatur-, Druck- und Schmerzreceptoren, deren Afferenzen durch die Formatio reticularis führen, können durch Impulsausstrahlung auf das Atemzentrum wirken [34]. Reizung dieser Receptoren kann bei primärer Apnoe Schnappatmung auslösen; erst nach 10 min andauernder Asphyxie werden derartige Reize, wahrscheinlich durch Depression des Atemzentrums, unwirksam [83].

Chemische (humorale) Faktoren wirken auf die peripheren Chemoreceptoren im Carotissinus und Aortenbogen und auf das Atemzentrum selbst (s. S. 18, 72). Während der Endphase der Geburt und der primären Apnoe nach der Geburt können im Blut der pH-Wert und der O_2-Druck abfallen und der CO_2-Druck ansteigen. Dies bewirkt eine vermehrte Impulsaussendung der peripheren Chemoreceptoren, die bei der Geburt schon voll funktionsfähig sind. Das gilt selbst dann noch, wenn durch anhaltende Hypoxie, Hyperkapnie, Acidämie oder Narkose schon eine Depression des Atemzentrums eingetreten ist.

Nicht alle Autoren fanden vor dem ersten Atemzug die genannten blutchemischen Änderungen [73, 161], so daß nicht ausgeschlossen werden kann, daß unter physiologischen Bedingungen nichtchemische Reize allein die Atmung in Gang setzen können. Die Wirkung der blutchemischen Reize ist offenbar von der Geschwindigkeit ihrer Veränderungen abhängig; so löst eine plötzliche Unterbrechung der Nabelschnurdurchblutung intrauterin eher Atembewegungen aus als eine langsame Drosselung.

Zwischen nichtchemischen und chemischen Reizen scheint über den Sympathicus eine Verbindung zu bestehen. Ausgehend von Untersuchungen an Schaf-Feten diskutieren PURVES u. BISCOE (1966) folgenden Mechanismus: Vor der Geburt ist die Durchblutung von Glomus caroticum und aorticum hoch. Durch die nichtchemischen Reize kommt es zu einer Zunahme des Sympathicotonus und damit zu einer Abnahme der Glomusdurchblutung. Bei der jetzt kritischen Durchblutung werden nun geringe O_2- und CO_2-Druck- sowie pH-Änderungen atmungsregulatorisch wirksam. Die intrauterin geringere Sympathicusaktivität und der Eintauchreflex erklären, warum beim Feten erst durch starke chemische Reize Atembewegungen ausgelöst werden können.

3. Lungenkapazitäten und Lungenvolumina

Einige Lungenvolumina können nur unter Mithilfe des zu Untersuchenden gemessen werden (s. S. 3 f.). Ihre Bestimmung ist deshalb bei Neugeborenen schwierig und teilweise nicht möglich. Die wichtigsten Größen und Methoden ihrer Bestimmung sind ausführlich von NELSON (1966) beschrieben worden. Um die Lungenatmung des Neugeborenen beurteilen zu können, werden vielfach die Lungenvolumina, Ventilationsgrößen und atemmechanische Daten mit denen des Erwachsenen verglichen, wobei die unterschiedlichen Körpermaße durch Bezug auf Einheiten des Körpergewichts, der Körperoberfläche bzw. der Körperlänge berücksichtigt werden. Je nach Wahl dieser Bezugsgrößen ergibt sich häufig eine erstaunliche Übereinstimmung zwischen Neugeborenen- und Erwachsenenwerten. Es muß jedoch in jedem Einzelfall geprüft werden, welche der Bezugsgrößen einen funktionell sinnvollen Vergleich erlaubt. Untersuchungen von COOK et al. (1953) zeigten, daß die Lungenvolumina in verschiedenen Altersstufen bei Bezug auf die 3. Potenz der Körperlänge gut übereinstimmen. Stoffwechselgröße und Ventilation korrelieren dagegen enger mit der Körperoberfläche. Das Körpergewicht des Neugeborenen beträgt $1/20$, die Körperoberfläche $1/8$ und das Kubik der Körperlänge etwa $1/30$ des jeweiligen Erwachsenenwertes (s. Tab. 3). Wegen der Veränderungen atmungsphysiologischer Größen

Tabelle 3. Vergleich von Körpermaßen und Atmungsdaten

	Neugeborene	Erwachsene	Verhältnis von Neugeborenen- zu Erwachsenenwerten
Körperlänge	52 cm	175 cm	1 : 3
3. Potenz der Körperlänge	$\sim 1{,}5 \cdot 10^5$ cm³	$\sim 50 \cdot 10^5$ cm³	1 : 33
Körpergewicht	3,5 kg	70 kg	1 : 20
Körperoberfläche	0,2 m²	1,73 m²	1 : 9
O_2-Verbrauch	18 ml/min	250 ml/min	1 : 14
alveolare Ventilation	370 ml/min	4100 ml/min	1 : 11
Lungengewicht	50 g	800 g	1 : 16
Lungenvolumen	210 ml	6000 ml	1 : 25

während der Neugeborenenzeit und ihrer Abhängigkeit von der Reife des Kindes sind Alter und Entwicklungsgrad bei solchen Vergleichen zu beachten. Aus den genannten Gründen und den häufig variierenden Untersuchungsbedingungen (z. B. Umgebungstemperatur, Ernährung, Aktivitätszustand) differieren die von verschiedenen Autoren mitgeteilten Werte der Lungenvolumina wie auch anderer atmungsphysiologischer Größen.

a) Die *Totalkapazität* der Lunge (TLC) ist selbst im Verhältnis zum Lungengewicht bei Neugeborenen (3 ml/g) kleiner als beim Erwachsenen (4 ml/g); pro Einheit der Körperoberfläche beträgt sie nur 1/3 des Erwachsenenwertes (Tab. 4).

Tabelle 4. Lungen- und Ventilationsvolumina

	Bezugsgröße [a]		Neugeborene	Erwachsene
Totale Lungen-	—		210	6000
kapazität	kg	KG	63	86
[ml]	m^2	KO	1050	3470
	cm^3	KL	$1,5 \cdot 10^{-3}$	$1,2 \cdot 10^{-3}$
Funktionelle	—		105	2400
Residualkapazität	kg	KG	30	34
[ml]	m^2	KO	530	1390
	cm^3	KL	$0,7 \cdot 10^{-3}$	$0,5 \cdot 10^{-3}$
Vitalkapazität	—		115	3600
(bzw. Schreivital-	kg	KG	33	34
kapazität)	m^2	KO	580	2100
[ml]				
Alveolare	—		460	4000
Ventilation	kg	KG	135	50
[ml/min]	m^2	KO	2300	2300
Atemzugvolumen	—		20	360
[ml]	kg	KG	6	5

[a] KG = Körpergewicht, KO = Körperoberfläche, KL = Körperlänge

Anmerkung: Bei der Bezugsgröße, die die beste Übereinstimmung ergibt, sind die Volumina des Neugeborenen und Erwachsenen durch Fettdruck hervorgehoben.

b) Die *funktionelle Residualkapazität* (FRC) verringert atemsynchrone Schwankungen der O_2- und CO_2-Drucke im Alveolarraum und im arteriellen Blut. Bereits eine Stunde nach der Geburt erreichte die FRC schon ca. 25 ml/kg K.-Gew. Im Alter von 24 Std beträgt die FRC durchschnittlich 30 ml/kg (Durchschnittswert des Erwachsenen 34 ml/kg). Nach Kaiserschnittentbindungen nimmt die FRC des Neugeborenen langsamer zu. Die FRC ist auch abhängig von der Schwangerschaftsdauer, sie ist relativ kleiner bei niedrigem Geburtsgewicht: RONCHETTI et al. (1969) fanden bei 1—4 Tage alten Frühgeborenen im Durchschnitt 20,5 ml/kg und im Alter von 25—35 Tagen 22,5 ml/kg. Die bisher besprochenen Ergebnisse wurden mit Gasmischmethoden gewonnen. Plethysmographisch wurden beim Neugeborenen höhere Werte bestimmt [120] (36 ml/kg). Der Unterschied entsteht durch ein zusätzliches Gasvolumen, das nicht oder nur geringfügig am Gaswechsel teilnimmt („trapped gas").

c) Die *Vitalkapazität* (VC) kann beim Neugeborenen und jungen Säugling nicht — wie beim Erwachsenen — gemessen werden. Anstelle davon hat man die Gasvolumina bestimmt, die beim Schreien zwischen tiefer Ein- und Ausatmung gewechselt werden: die *Schreivitalkapazität* (SVC). Obwohl auf den ersten Blick das Verfahren nicht sehr zuverlässig erscheint, sind doch wiederholte Messungen beim einzelnen Kind bemerkenswert konstant, und die Ergebnisse verschiedener Arbeitsgruppen [40, 56, 163] stimmen gut miteinander überein. Die SVC nimmt im Verlauf des ersten Tages zu: 10 min nach der Geburt beträgt sie durchschnittlich 77% des 72-Std-Mittelwertes. Der Mittelwert ist im Alter von 3 Tagen 33 ml/kg, die VC des Erwachsenen beträgt 68 ml/kg.

d) *Das Atemzugvolumen* (V_T) beträgt beim normalgewichtigen Neugeborenen durchschnittlich 20 ml, d. h. 6 ml/kg. Bei Kindern mit weniger als 2000 g Geburtsgewicht ist V_T kleiner, bei 1500 g schweren Kindern z. B. im Mittel nur 4 ml/kg.

4. Ventilation

Die in Abb. 39 gezeigten Ventilationsgrößen, ermittelt aus Literaturangaben mehrerer Autoren, können nur als Näherungswerte angesehen werden; sie lassen jedoch die wesentlichen postnatalen Änderungen erkennen. Es wurden auch einige Ergebnisse von Frühgeborenen und Kindern diabetischer Mütter aufgenommen, weil bei diesen Kindern die Indikation zur Arterienkatheterisierung gegeben war und deshalb arterielle CO_2-Drucke zur Berechnung der alveolaren Ventilation ($\dot{V}_A$) vorliegen. Sicher bestehen bei den meisten Größen beträchtliche individuelle Variationen.

a) Das *exspiratorische Atemzeitvolumen* ($\dot{V}_E$) beträgt beim Neugeborenen nach etwa 24 Std, wie beim Erwachsenen, in Ruhe durchschnittlich 3 l/m² Körperoberfläche. Bezogen auf die Gewichtseinheit ist $\dot{V}_E$ beim 24 Std. alten Neugeborenen (rd. 180 ml/kg) etwa 3mal größer als beim Erwachsenen (rd. 65 ml/kg). Die gute Übereinstimmung bei Bezug auf die Körperoberfläche bedeutet nicht, daß dieser Wert während der weiteren Entwicklung konstant bleibt, wie von verschiedenen Autoren angenommen wurde. Während des ersten Lebensjahres steigen Stoffwechsel und Ventilation pro m² Körperoberfläche deutlich an, um danach wieder abzufallen [134]. Da die Lungenkapazitäten (totale Lungenkapazität, funktionelle Residualkapazität) bezogen auf die Körperoberfläche bei Neugeborenen kleiner sind, ist das Atemzeitvolumen des Neugeborenen, bezogen auf die Lungenkapazität, größer. Das bedeutet, die Lunge des Neugeborenen wird verhältnismäßig stärker beatmet als diejenige des Erwachsenen.

b) Die *alveolare Ventilation* ($\dot{V}_A$) ist unmittelbar nach der Geburt von nur wenigen Autoren bestimmt worden [168]. Sie ist in den ersten Minuten nach der Geburt relativ hoch (Abb. 39); dadurch wird die

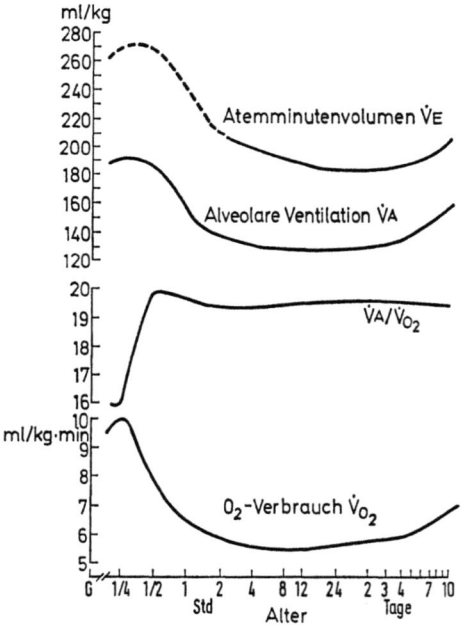

Abb. 39. Postnatale Änderungen des Atemminutenvolumens der alveolaren Ventilation, des alveolaren Ventilationsäquivalentes ($\dot{V}_A/\dot{V}_{O_2}$) und des Sauerstoffverbrauchs (nach Literaturangaben). $\dot{V}_E$ nach Angaben von [28, 39, 47, 119, 164]; $\dot{V}_A$ nach Angaben von [39, 119, 134, 167, 168]; $\dot{V}_{O_2}$ nach Angaben von [43, 132, 155, 156, 168]

CO_2-Retention verringert. Innerhalb von 6—12 Std. nach der Geburt fällt $\dot{V}_A$ auf etwa 130—140 ml/kg ab [167], bleibt dann während der ersten Lebenswoche etwa konstant, um danach wieder anzusteigen. Bezogen auf das Körpergewicht ist $\dot{V}_A$ mehr als doppelt so groß wie beim Erwachsenen (50 ml/kg), jedoch bezogen auf die Körperoberfläche ungefähr gleich groß (2,3 l/m²).

c) Der *funktionelle Totraum* beträgt beim Neugeborenen 24 Std nach der Geburt 2,2 ml/kg, der Anteil des Totraums am Atemzugvolumen ist wie beim Erwachsenen 30%. Dementsprechend ist das Verhältnis von Totraumventilation zur alveolaren Ventilation ebenfalls 30%. Allerdings variieren die Angaben für das Neugeborene je nach den Untersuchungsbedingungen und -methoden zwischen 25% und 50%.

d) Die *Atemfrequenz* wird so eingestellt, daß für den einzelnen Atemzug ein minimaler Kraftaufwand erforderlich ist. Dies entspricht auch beim Säugling in der Regel dem minimalen Arbeitsaufwand [174]. Die Beziehungen von Atemfrequenz zu Atemarbeit des Neugeborenen zeigt Abb. 40. Bei gesunden ausgetragenen Neugeborenen werden nach

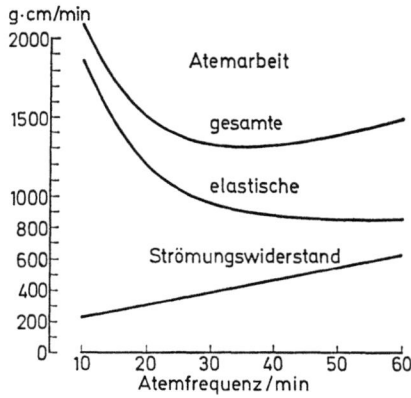

Abb. 40. Atemarbeit in Abhängigkeit von der Atemfrequenz beim Neugeborenen nach COOK et al. (1958). Die gesamte Atemarbeit ist die Summe der Fraktionen, die zur Überwindung der elastischen Kräfte und des Strömungswiderstandes (und der Trägheit, die vernachlässigt werden kann) nötig sind. Man erkennt, daß der Arbeitsaufwand bei Frequenzen zwischen 30 und 40/min am geringsten ist

Ablauf der ersten Stunde im Schlaf durchschnittlich 35 Atemzüge pro Minute gezählt, beim „normalen" Frühgeborenen unter 2000 g Gewicht zwischen 40 und 50/min. Damit wird ihr relativ kleineres Atemzugvolumen ausgeglichen.

e) Die *intrapulmonale Gasverteilung* wurde bisher nur bei wenigen Neugeborenen untersucht. Man weiß, daß die einzelnen Lungenabschnitte ungleich ventiliert werden. In starker Vereinfachung (Einteilung der Ergebnisse einer räumlichen und zeitlichen Integration der Gasverteilung während eines Atemcyclus) spricht man von „slow"- und „fast-compartments".

NELSON (1966) gibt an, daß in der Neugeborenenlunge der Anteil des „slow-compartment" nur 18% gegenüber 52% beim Erwachsenen beträgt, d. h. die Verteilungseffizienz ist in der Neugeborenenlunge größer. Dies zeigt sich auch an der deutlich größeren Alveolargas-Clearance des Neugeborenen (gemessen mit N_2-Auswaschmethoden). Allerdings ist sie nur zum Teil durch eine günstigere Gasverteilung erklärt, da die spezifische alveolare Ventilation ($\dot{V}_A$/FRC) beim Neugeborenen etwa 3mal größer ist.

5. Sauerstoffverbrauch und Ventilationsäquivalent

Die Größe des O_2-*Verbrauchs* ist über die gesamte Neugeborenenzeit gemessen worden. Wie die Abb. 39 zeigt, nimmt der O_2-Verbrauch nach der Geburt zu. Das *alveolare Ventilationsäquivalent* [1] ($\dot{V}_A/\dot{V}_{O_2}$) liegt nach der ersten Lebensstunde mit Werten zwischen 19 und 20 deutlich höher als der Wert von 16 beim Erwachsenen. Dies ist ein Ausdruck der bekannten Tatsache, daß in der Neugeborenenzeit und übrigens auch im weiteren Säuglingsalter die alveolare Ventilation bezogen auf die Stoffwechselgröße höher ist als beim Erwachsenen. Die möglichen Ursachen werden auf S. 55 diskutiert.

6. Atemmechanik

Der Thorax des Neugeborenen ist weniger starr als der des Erwachsenen und hat deshalb eine erheblich größere Dehnbarkeit. *Die Compliance* von Thorax und Lunge zusammen wird demnach fast ausschließlich von derjenigen der Lunge bestimmt. 20 sec nach Atmungsbeginn beträgt die Lungencompliance beim ausgetragenen Kind durchschnittlich 0,8, nach 1 min etwa 1,6 und nach 1 Std etwa 3 ml/cm H_2O (das entspricht einer spezifischen Compliance von 0,035 ml/cm H_2O/ml FRC). Compliance und spezifische Compliance nehmen in den folgenden Stunden weiter zu: Nach 24 Std beträgt die Compliance durchschnittlich 5 ml/cm H_2O (Erw. ca. 100 ml/cm H_2O), die spezifische Compliance etwa 0,05 ml/cm H_2O/ml FRC (Erw. ca. 0,03 ml/cm H_2O/ml FRC). Dieser Wert wird während der nächsten Tage beibehalten (Tab. 5).
Der Luftwegwiderstand fällt innerhalb der ersten Stunde — mit zunehmender Aeration der Lunge werden die Bronchien weiter —, so daß auch die Atemarbeit abnimmt. Nach vollständiger Aeration ist der Strömungswiderstand jedoch noch rund 12mal größer als beim Er-

---

[1] Als Ventilationsäquivalent = Atemäquivalent wird $\dot{V}_E/\dot{V}_{O_2}$ bezeichnet.

wachsenen. Daran haben die Bronchialwiderstände den größten Anteil; der in der Nase erzeugte Widerstand ist beim Neugeborenen sogar relativ geringer als beim Erwachsenen (Tab. 5). Die Leitfähigkeit der Lunge (reziproker Wert des Strömungswiderstandes) ist, bezogen auf das Atemzeitvolumen bei Neugeborenen, etwa 3mal geringer als bei Er-

Tabelle 5. Atemmechanische Daten (nach [118])

	Bezugsgröße		Neugeborene	Erwachsene
Totale Compliance [ml/cm H$_2$O]	— ml	FRC^a	4,9 0,06	100 0,03
Lungencompliance [ml/cm H$_2$O]	— ml	FRC^a	5,2 0,065	200 0.055
Totaler Strömungswiderstand $\left[\dfrac{cm\ H_2O}{1/sec}\right]$			68	5,5
Strömungswiderstände	Prozent des Gesamtwiderstandes			
Brustwand Lunge			26% 74%	16% 84%
Nase untere Luftwege			9% 62%	54% 29%

^{a} Einheit des Volumens der funktionellen Residualkapazität

wachsenen. Die häufig angegebene spezifische Leitfähigkeit (bezogen auf das Lungenvolumen) ist bei Erwachsenen und Neugeborenen gleich, jedoch sagt dieser Vergleich wenig über die Arbeit gegen Strömungswiderstände aus, da das Neugeborene, bezogen auf das Lungenvolumen mehr ventiliert.
Andererseits ist die Arbeit gegen elastische Widerstände in Relation zum Atemzeitvolumen geringer als bei Erwachsenen. So ist es zu erklären, daß der Energieaufwand für die gesamte Atemarbeit bei Neugeborenen nach etwa 24 Std. etwa den gleichen Anteil am Energiestoffwechsel ausmacht wie beim Erwachsenen (etwa 1%).

7. Lungendurchblutung

Die ausreichende Arterialisierung des venösen Blutes ist nicht nur eine Funktion der Belüftung, sondern auch der Durchblutung der Alveolen.

Nach der Geburt erfolgt bekanntlich eine erhebliche Kreislaufumstellung, die insbesondere den Lungenkreislauf betrifft. Ausführliche Darstellungen dieser Änderungen, insbesondere tierexperimentelle Befunde, findet man bei DAWES (1968) (Abb. 41). Mit dem ersten Atemzug

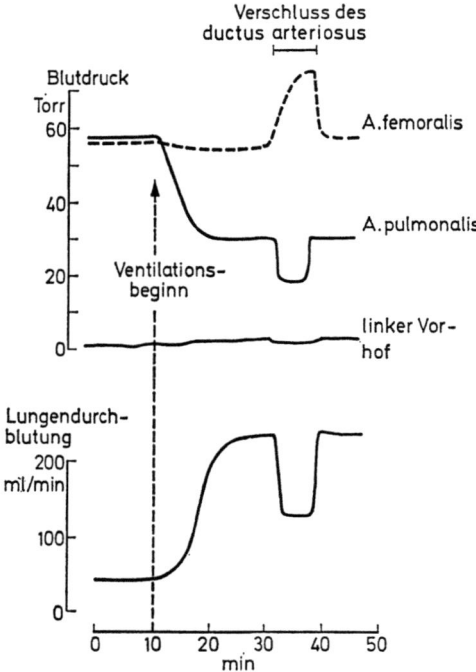

Abb. 41. *Die Umstellung des Blutkreislaufs nach der Geburt.* Die Kurven zeigen das Verhalten des Drucks in der Lungenarterie und im linken Ventrikel sowie des Lungendurchflusses bei einem reifen Lammfeten unter künstlicher Beatmung und während kurzfristigen Verschlusses des Ductus arteriosus (nach [50])

steigt die Lungendurchblutung an, da die Lungengefäße sich infolge zunehmender Oxygenierung und Verringerung der Acidämie erweitern. Das Verhältnis des pulmonalen zum systemarteriellen Widerstand nimmt ab, der Druck in der Arteria pulmonalis fällt, wodurch der fetale Rechts-Links-Kurzschluß im Ductus arteriosus umgekehrt wird. Etwa 12 Std nach der Geburt ist noch bei den meisten Neugeborenen ein überwiegender Links-Rechts-Kurzschluß nachweisbar [1]. Er verstärkt die pulmonale Durchblutung. Mit dem zunehmenden Blutangebot steigt der Druck im linken Vorhof, wodurch das Foramen ovale funktionell geschlossen wird. Dies erfolgt gewöhnlich innerhalb von 90 min nach der Geburt. Bei Drucksteigerungen im kleinen Kreislauf, z. B. beim Schreien, kann sich jedoch während der ersten Tage und Wochen das Foramen ovale wieder öffnen. Auch der Ductus arteriosus kann für einige Tage nur funktionell als geschlossen gelten: Bei 22 von 54 Neugeborenen konnte zwischen 2. und 9. Tag noch ein Kurzschluß durch den Ductus arteriosus nachgewiesen werden [85].

Die Tatsache, daß die fetalen Blutwege (Foramen ovale, Ductus arteriosus, Anastomosen in der Lunge) nur funktionell verschlossen sind, spielt bei Anpassungsstörungen des Neugeborenen eine wichtige Rolle. Bekanntlich erhöhen Hypoxie und Acidose den Lungengefäßwiderstand. Während dies beim älteren Kind und Erwachsenen nur zu einer Erhöhung des pulmonal-arteriellen Druckes führt, bewirkt diese Druckerhöhung beim Neugeborenen eine mehr oder weniger starke Eröffnung der fetalen Blutwege und eine venöse Beimischung zum arterialisierten Blut. Da dies die Hypoxie und Acidose verstärkt, kann es zu einem Circulus vitiosus führen.

Die Lungendurchblutung beträgt [36] nach wenigen Stunden schon fast 200 ml/min/kg (entsprechend etwa 2,5 l/min/m² Körperoberfläche) und vom 2. bis 11. Tag durchschnittlich 230 ml/min/kg bzw. rd. 3 l/min/m². Neuerdings wurden niedrigere Werte gefunden [41]: innerhalb der ersten 24 Std 138 ml/min/kg und mit 81 Std 166 ml/min/kg. Der Herzindex ist damit fast so groß wie beim ruhenden Erwachsenen. Dagegen ist das Capillarblutvolumen der Lunge des Neugeborenen (im Mittel ca. 18 ml/m², erheblich kleiner [124] als beim Erwachsenen (rund 42 ml/m²). Ein gleich großer Herzindex und ein geringeres Capillarblutvolumen als beim Erwachsenen läßt zwei Schlüsse zu: einmal könnte das Blut beim Neugeborenen schneller das pulmonale Gefäßbett passieren — tatsächlich wurde die pulmonale Zirkulationszeit des Neugeborenen ungleich kürzer [24] als beim Erwachsenen gefunden (durchschnittlich 2 sec gegenüber 11 sec), andererseits könnte ein Teil des die Lunge durchströmenden Blutes nicht in direkten Kontakt mit dem Alveolargas kommen, d. h. ein extraalveolarer Kurzschluß in der Lunge bestehen. Auch hierfür gibt es Hinweise: während der ersten Stunden nach der Geburt konnte regelmäßig ein Rechts-Links-Kurzschluß von rd. 20% des Herzminutenvolumens [133] nachgewiesen werden, der zum Teil in der Lunge gelegen sein muß, denn vom 2. Lebenstage an bis in die ersten Monate hinein — also auch nach Verschluß von Foramen ovale und Ductus arteriosus — beträgt dieser Rechts-Links-Kurzschluß [90, 169] noch rd. 10% (Erwachsenenwert 2—4% des Herzzeitvolumens).

8. Verteilung von Ventilation und Perfusion

Bei idealer Verteilung sind Ventilation und Perfusion so aufeinander abgestimmt, daß keine Gasdruckdifferenzen zwischen Alveolarvolumen und arterialisiertem Blut bestehen (s. S. 7 f.). Auch beim gesunden Erwachsenen liegt jedoch keine ideale Verteilung vor. Während bei ihm die Schwerkraft die Perfusion der unteren und die Ventilation der oberen Lungenabschnitte begünstigt, kann dies bei liegenden Neugeborenen wegen der geringen Dimension der Lunge nicht die Hauptursache sein. Es muß andere, bisher nicht bekannte Gründe dafür geben, daß verschiedene Lungenabschnitte unterschiedliche Verhältnisse der alveolaren Ventilation zur Durchblutung haben. Für die einzelnen Alveolen sind die extremen Varianten dieser Beziehung: belüftet, aber nicht durchblutet (= alveolarer Totraum) oder durchblutet, aber nicht belüftet (= alveolarer Kurzschluß; Atelektase). Eine Analyse der Gasdruckgradienten ergab [123], daß beim Neugeborenen, wesentlich ausgeprägter als beim Erwachsenen, eine beträchtliche Anzahl der Alveolen entweder nicht durchblutet, aber belüftet, oder durchblutet, aber nicht belüftet sind (Tab. 6).

Tabelle 6. Alveolar-arterielle Druckdifferenzen (Torr) bei Luftatmung auf Meereshöhe (nach [118])

	Erwachsene			Neugeborene (ca. 24 Std. alt)		
	Alv.	Art.	Diff.	Alv.	Art.	Diff.
H_2O	47	47	0	47	47	0
O_2	105	95	+10	105	80	+25
CO_2	40	41	−1	35	36	−1
N_2	568	575	−7	573	583	−10
	760	758	+2	760	746	+14

C. Atemgastransportfunktionen und Pufferung des Blutes

1. Sauerstoff

a) *Die O_2-Kapazität und der Hämatokritwert* nehmen innerhalb der ersten 2 Std nach der Geburt um 25—45% zu (Abb. 42). Die Zunahme ist umso größer, je mehr Blut aus der Placenta in das Neugeborene transfundiert wird (Abb. 43), d. h. je später abgenabelt wird. Das transfundierte Blutvolumen ist klein, wenn das Neugeborene vor der Abnabelung sich oberhalb des Placentaniveaus befindet (z. B. bei Sectio, [99]). Die Zunahme der O_2-Kapazität wird durch Bluteindickung infolge Flüssigkeitsübertritt in das Interstitium erklärt. Noch am ersten

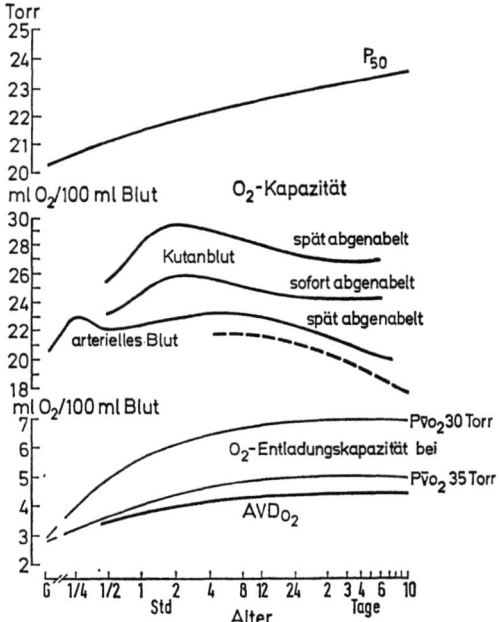

Abb. 42. Postnatale Änderungen der O_2-Affinität T_{50} nach Angaben von [18, 20, 57, 97, 122, 142, 171], dargestellt durch den O_2-Partialdruck bei 50%iger O_2-Sättigung, pH 7,4 und 37° C und der O_2-Kapazität des Blutes. Hier sind einander gegenübergestellt Werte des Cutanblutes bei spät- und frühabgenabelten Kindern [183] und des arteriellen Blutes bei Ausgetragenen [91] und bei Frühgeborenen [128]. Im unteren Diagramm sind die Änderungen der arterio-venösen O_2-Gehaltsdifferenz [82, 149, 162] und der berechneten O_2-Entladungskapazität für O_2-Grenzdrucke von 30 bzw. 35 Torr dargestellt

Tag beginnt die O_2-Kapazität wieder abzunehmen. Der niedrigste Wert wird im 3. Monat erreicht (Trimenonreduktion).
Der Hämatokritwert (und damit die O_2-Kapazität) von arteriellem und venösem Blut sind praktisch gleich. Der Hämatokrit des Hautcapillarblutes ist beim Neugeborenen signifikant höher: der Unterschied zum venösen Blut macht am 1. Tag durchschnittlich 9 ml/100 ml Blut und am 5. Tag noch 6 ml/100 ml Blut aus [93]. Der mittlere

zirkulatorische Hämatokrit beträgt nur 87%/o des venösen Hämatokritwertes [114] (beim Erwachsenen 91%/o). Das bedeutet, daß Gefäßabschnitte mit plasmareichem Blut vorhanden sind. Tatsächlich beträgt der Hämatokrit des Capillarblutes in der Hundelunge nur 60%/o, beim erwachsenen Menschen in der Niere 37%/o und im Gehirn nur 45%/o des

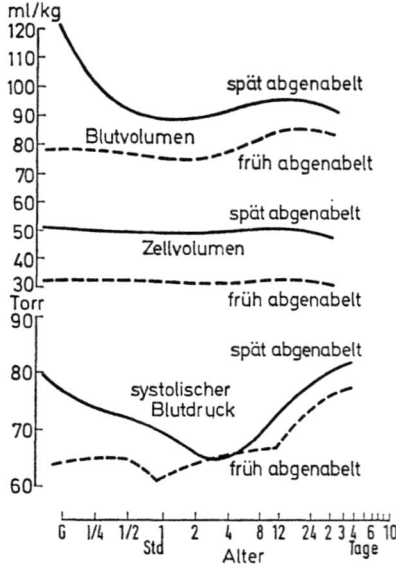

Abb. 43. Postnatale Änderungen des Blut- und Erythrocytenvolumens (jeweils pro kg K.-Gew.) und des systolischen Blutdrucks von früh- und spätabgenabelten, ausgetragenen Neugeborenen (nach Daten von [99])

arteriellen Hämamtokrits [65, 96]. Diese Befunde sollten bei der Beurteilung der O_2-Versorgung der Gewebe berücksichtigt werden, doch liegen entsprechende Untersuchungen für Neugeborene nicht vor.
b) Die *O_2-Affinität des Blutes* nimmt nach der Geburt ab (Abb. 42). Erwachsenenwerte werden im 2. Monat erreicht, die O_2-Affinität nimmt jedoch danach noch weiter ab [20, 142]. Zahlreiche Faktoren können die O_2-Affinität beeinflussen, am wichtigsten ist die 2,3-Diphosphoglycerat-Konzentration. Kürzlich konnte gezeigt werden [52], daß das fetale Hämoglobin erheblich weniger 2,3 DPG bindet als Erwachsenenblut (s. S. 11). Infolge der hohen HbF-Konzentrationen im Neugeborenenblut ist deshalb eine höhere Affinität zu erklären. Die nach der Geburt abnehmende Affinität wird durch die ansteigende Konzentration von HbA verursacht, das DPG stärker bindet.

c) Der *Bohr-Effekt* ist im Nabelschnurblut ($\Delta \log pO_2/\Delta$ pH = $-0,50$) und Erwachsenenblut ($-0,48$) etwa gleich groß [77].
d) *Die aktuellen Blutgaswerte im arteriellen Blut.* Bei ungestörter postnataler Anpassung nimmt der O_2-*Partialdruck* nach dem ersten Schrei rasch zu (Abb. 44) und erreicht nach einer Stunde durchschnittlich

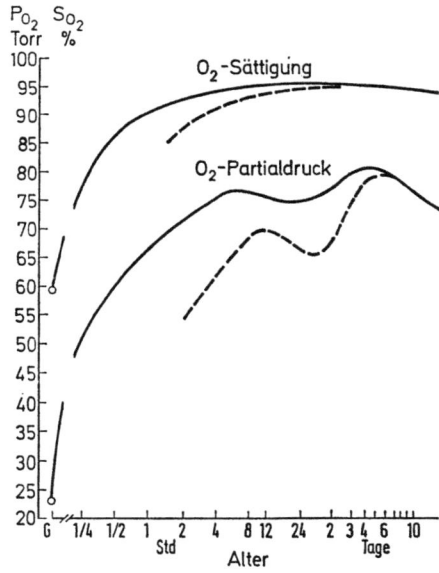

Abb. 44 Postnatale Änderungen des O_2-Partialdruckes und der O_2-Sättigung des arteriellen Blutes bei ausgetragenen (——) und prämaturen Neugeborenen (- - - -). o: Werte der V umbilicalis, G = Geburt (nach Literaturangaben [22, 23, 91, 122, 126, 128, 133, 138, 139, 165])

60 Torr. Bis zum Ablauf der 6. Std. erfolgt eine weitere Zunahme bis auf etwa 80 Torr. Werte zwischen 70 und 80 Torr werden während der ersten Woche beobachtet. Danach kommt es über mehrere Monate hinweg zu einer Abnahme, deren Ursache nicht geklärt ist. Bei Frühgeborenen steigen selbst bei ungestörtem postnatalen Verlauf die O_2-Drucke langsamer an (Abb. 44) und erreichen im ersten Trimenon bei Luftatmung meistens nicht die Werte ausgetragener Kinder [128]. Kinder unter 1200 g Gewicht muß man meist mit hyperoxischen Gasgemischen beatmen, wenn der arterielle O_2-Partialdruck 50 Torr erreichen soll [165].
Die O_2-*Sättigung* des arteriellen Blutes steigt innerhalb der 1. Std. auf über 90%/o an, im Verlauf der folgenden 6—12 Std. werden durch-

schnittlich 95% erreicht (Abb. 44). Diese bei relativ niedrigen O_2-Partialdrucken hohen O_2-Sättigungswerte sind Ausdruck der hohen O_2-Affinität des Neugeborenenblutes, die die Oxygenation in der Lunge begünstigt. Es darf jedoch nicht unerwähnt bleiben, daß die hohe O_2-Affinität des Blutes andererseits die Abgabe von Sauerstoff an das Gewebe erschwert, so daß der hohe arterielle O_2-Gehalt weniger genutzt werden kann als beim Erwachsenen.

Die *alveolar-arterielle O_2-Druckdifferenz* (AaD$_{O_2}$) beträgt bei Neugeborenen und jungen Säuglingen etwa 20—30 Torr (Tab. 6), beim Erwachsenen um 10 Torr. Die Differenz entsteht durch venös-arterielle Kurzschlüsse, Verteilungsungleichheiten von Ventilation und Perfusion und nur bei pathologischen Fällen durch eine verringerte Diffusionskapazität der Lunge. Bei Neugeborenen werden in den ersten 3 Tagen 50—90% der AaD$_{O_2}$ von Kurzschlüssen und der Rest von einer Verteilungsinhomogenität verursacht [90, 121]. In der Neugeborenenlunge ist die Diffusionskapazität pro m² Körperoberfläche verglichen mit derjenigen des Erwachsenen zwar eingeschränkt, doch hat dies bei Luftatmung keinen nennenswerten Anteil an der Entstehung der AaD$_{O_2}$. Bei Neugeborenen im Alter von 3—10 Tagen besteht, ebenso wie bei 2—3 Monate alten Säuglingen, ein nicht durch Rechts-Links-Shunt bedingter Rest-Anteil der AaD$_{O_2}$ von 11 Torr; der Einfluß einer Verteilungsinhomogenität scheint also während der ersten Lebensmonate etwa gleich groß zu bleiben [179].

Wir haben den O_2-Bedarf des Organismus und die wichtigsten Größen der O_2-Transportfunktion des Blutes kennengelernt und gesehen, daß der Gaswechsel in der Lunge innerhalb weniger Minuten nach der Geburt ein dem Stoffwechsel entsprechendes Ausmaß erreicht. Es bleibt zu besprechen der *Atemgaswechsel zwischen Blut und Gewebe*. Für einen ungestörten Stoffwechselablauf in den Zellen muß ein Mindest-O_2-Druck in den Gewebscapillaren vorhanden sein, der ohne Gefahr für die Zellatmung nicht unterschritten werden darf. Alle bisher geschilderten Vorgänge von der Ventilation über die Atmungsfunktion des Blutes bis zur Durchblutung der Gewebe bestimmen zusammen mit der Capillardichte und der Stoffwechselgröße der Zellen die Höhe des intracellulären O_2-Druckes. Der O_2-Partialdruck des gemischtvenösen Blutes (Arteria pulmonalis) gibt einen gewissen Aufschluß über die O_2-Versorgung des gesamten Organismus; er beträgt beim Erwachsenen in Ruhe ca. 40 Torr. Weder beim Säugling noch beim Neugeborenen kennt man diese Größe zuverlässig. Aus dem O_2-Verbrauch, dem arteriellen O_2-Gehalt und der relativ konstanten AVD$_{O_2}$ kann man jedoch ermitteln, daß der O_2-Partialdruck in der Arteria pulmonalis unabhängig vom Alter der Neugeborenen und Säuglinge zwischen 35 und 40 Torr betragen muß. Für die AVD_{O_2} haben wir einige Daten von Neugeborenen. Sie beträgt in der 1. Std. durchschnittlich 3,5 und im Alter von 2—28 Std. rd. 4 und bis zum 14. Tag durchschnittlich 4,3 Vol.% [82, 149, 162]. Der entsprechende Wert des Erwachsenen ist 4,1 Vol.% [14].

Die bisher geschilderten Verhältnisse gelten nur für den Gesamtorganismus. Für einzelne Organe bestehen für das Neugeborene erhebliche Unterschiede im Vergleich zum Erwachsenen. Dies gilt insbesondere für das Gehirn, das einen erheblich geringeren O_2-Verbrauch pro Gewichtseinheit hat als dasjenige des Erwachsenen. Dies ist vor allem auf den noch sehr geringen Energieumsatz der Hirnrinde zurückzuführen [176]. Zwar ist die AVD_{O_2} der Rinde mit 8 Vol.% relativ hoch, das heißt jedoch nur, daß die Durchblutung vergleichsweise niedrig ist. Über die Besonderheiten der O_2-Versorgung anderer Organe des Neugeborenen sind wir bisher nicht genügend orientiert.

2. Kohlendioxid und Säuren-Basen-Gleichgewicht

a) *Das CO_2-Bindungsvermögen* und folglich auch der Standardbicarbonatwert sind beim Feten (s. S. 28) und Neugeborenen erniedrigt. Das CO_2-Bindungsvermögen nimmt im Verlauf der ersten Lebenswochen etwas zu, erreicht aber in den folgenden Wochen und Monaten die Standardwerte des Erwachsenen nicht. Dabei ist zu bemerken, daß Standardbicarbonat und Basenüberschuß (BE) für den Blutstatus des erwachsenen Mannes definiert wurden. Da aber der normale arterielle CO_2-Druck nicht nur in der Neugeborenenperiode, sondern während des ganzen ersten Lebensjahres immer unter 40 Torr (32—36 Torr) liegt, kann der Vergleich mit den Erwachsenenstandardwerten zu der falschen Vorstellung führen, der Säugling habe ein Defizit an Puffersubstanz. Da das Neugeborenenblut eine höhere Hämoglobinkonzentration hat als das Erwachsenenblut, ist seine Pufferkapazität größer, die CO_2-Dissoziationskurve steiler (Abb. 45)

Die in vitro im Blut bestimmbaren Säuren-Basen-Gleichgewichte kann man nicht ohne weiteres auf in vivo-Verhältnisse übertragen (s. S. 14). Im Körper besteht zwischen Blut und dem proteinarmen interstitiellen Raum ein reger Austausch von CO_2, Bicarbonat und Kationen. Da im Vergleich zum Erwachsenen das Extracellulärvolumen des Neugeborenen rund doppelt so groß ist, ist seine in vivo-Pufferkapazität trotz der höheren Pufferkapazität des Blutes nicht größer als diejenige des Erwachsenen.

Die wenigen Ergebnisse experimenteller Veränderungen des Säuren-Basen-Gleichgewichts des Neugeborenen reichen nicht aus, sein Kompensationsvermögen zu beurteilen. Die zur Verfügung stehenden Daten stammen von kranken Säuglingen.

b) *Die aktuellen Säuren-Basen-Parameter im arteriellen Blut.* Jede Geburt führt zu einer mehr oder weniger ausgeprägten CO_2-Retention

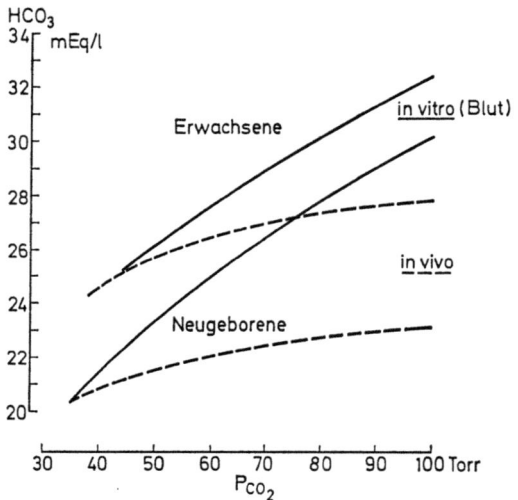

Abb. 45. CO_2-Dissoziationskurven des Blutes (in vitro und) in vivo bei Erwachsenen (nach [30]) und 24 Std. alten Neugeborenen (nach [143])

und Hypoxämie des Kindes und damit zu einer Acidämie (s. S. 43). Die Hyperkapnie nach Atembeginn besteht nur wenige Minuten (Abb. 46). 30 min nach Atmungsbeginn beträgt der *arterielle CO_2-Druck* ca. 40 Torr, und sinkt innerhalb der 6 ersten Std auf 35 Torr ab, bis zum 2. Lebenstag weiter auf 33 Torr. Aus bisher unbekannten Gründen erfolgt bis zum Ende der ersten Woche wieder eine geringe Zunahme des CO_2-Druckes bis 38 Torr. Bis zum 3. Monat wird erneut ein Abfall auf etwa 33 Torr beobachtet und damit auf gegenüber dem Erwachsenen hyokapnischen Werte. Wir werden die möglichen Ursachen später besprechen (s. S. 74).

Innerhalb 1 Std wird die anfangs beträchtliche Erniedrigung des *pH-Wertes* im arteriellen Blut weitgehend ausgeglichen, bis zum Ende des ersten Tages liegt der pH-Wert etwa bei 7,4 (Abb. 46). Dieser pH-Wert, der auch der Normalwert des arteriellen Erwachsenenblutes ist, wird während des ganzen Säuglingsalters trotz erheblicher physiologischer Variationen aller anderen Parameter des Säuren-Basen-Haus-

haltes vom gesunden Kind in engen Grenzen konstant einreguliert. Die individuelle Streuung der pH-Werte ist nur in den ersten 2 Wochen, besonders bei Frühgeborenen, relativ groß.
c) Die *Bicarbonatkonzentration* sinkt nach der Geburt ab. Schon innerhalb der ersten Stunde findet man Werte um 20 mÄq/l. Der Abfall unmittelbar nach der Geburt entsteht zum Teil durch Abbau einer er-

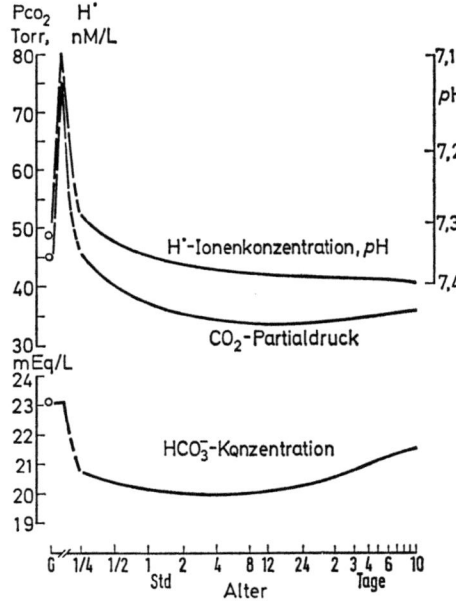

Abb. 46. Postnatale Änderungen der Größen H-Ionenkonzentration (pH), CO_2-Partialdruck und Plasmabicarbonatkonzentration im arteriellen Blut ausgetragener Neugeborener (nach Literaturangaben). o: Werte der V. umbilicalis vor der Geburt. Nach Literaturangaben [91, 125, 126, 133, 136, 158]

höhten Lactatkonzentration, zum anderen durch Ausgleich der CO_2-Retention. Die relativ niedrige Bicarbonatkonzentration Ende der 1. Woche steht mit der bereits beschriebenen Hypokapnie in Zusammenhang. Ursache der im Vergleich zum Erwachsenen erniedrigten Werte könnte primär eine Hyperventilation sein, bei der im Interesse der Isohydrie sekundär die Bicarbonatkonzentration erniedrigt würde. Eine andere Erklärungsmöglichkeit ergibt sich aus Untersuchungen von EDELMANN et al. (1967). Danach könnte die niedrige Bicarbonatkonzentration Folge einer Inhomogenität der Bicarbonatrückresorption in einzelne Nephronen der Niere und somit primär renal bedingt sein. Die „Hyperventilation" wäre dann sekundär als Kompensationsmechanismus zu erklären. Beim Frühgeborenen sind die Literaturangaben über die Plasmabicarbonatkonzentration nicht einheitlich und die Werte offensichtlich erheblich von äußeren Einflüssen wie Ernährung und Pflegebedingungen abhängig, jedoch können unter thermisch neutralen Bedingungen beim Frühgeborenen so hoch sein wie beim Ausgetragenen. Auch bei ausgetragenen Neugeborenen ist die postnatale Acidämie geringer ausgeprägt, wenn das Kind unmittelbar nach der Geburt bei Neutraltemperatur gehalten wird [64].

D. Diffusion

Die Diffusionskapazität für O_2 (4—5 ml/min/Torr/m² Körperoberfläche) und für CO (5—10 ml/min/Torr/m²) ist bei Neugeborenen und jungen Säuglingen geringer als beim Erwachsenen (im Mittel 16 bzw. 12 ml/min/Torr/m²). Die wirksame Gesamtaustauschfläche muß danach kleiner sein (s. S. 49). Auch der Membranfaktor (rd. 10 ml/min/Torr/m²) und das Capillarblutvolumen (rd. 18 ml/m²) sind gegenüber Erwachsenenwerten (27 bzw. 42) erniedrigt. Die Diffusionskapazität für CO wurde am 1. Tag höher gefunden als an den folgenden Tagen und Wochen [90, 124]. Dies könnte durch ein größeres Capillarblutvolumen verursacht sein, das am 1. Tag infolge eines Links-Rechts-Kurzschlusses entsteht.

Die bei Neugeborenen und jungen Säuglingen reduzierte Diffusionskapazität der Lunge ist bei Luftatmung für den ausreichenden Gasaustausch ohne Bedeutung. Er trägt zum alveolar-arteriellen O_2-Druckgradienten maximal 1 Torr bei [118].

E. Atmungsregulation

Wie gezeigt wurde, ist die Atmung wenige Augenblicke nach der Geburt in der Lage, den Organismus ausreichend mit Sauerstoff zu versorgen und das anfallende Kohlendioxid zu entfernen. Dies bedeutet, daß die Atmung beim gesunden, ausgetragenen Neugeborenen zweckentsprechend reguliert wird. Trotzdem bestehen beim Neugeborenen und älteren Säugling alters- und adaptationsbedingte Besonderheiten der Atmungsregulation. Ausführlichere Darstellungen liegen vor [7, 33, 177]. Es wurde bereits erwähnt, daß die peripheren Chemoreceptoren unmittelbar nach der Geburt ihre volle Aktivität aufweisen (s. S.

54). Andererseits deuten einige Befunde, insbesondere das Verhalten der Atmung bei Hypoxie und Hypothermie darauf hin, daß schädigende Einflüsse in den ersten Lebenstagen eher zu einer Depression des Atemzentrums führen können. Auch bei Belastung hat das Neugeborene geringere Kompensationsmöglichkeiten der Ventilation.

1. Reaktion auf Hyperoxie

Atmung von hyperoxischen Gasgemischen führt, wie beim Erwachsenen, auch beim Neugeborenen sofort zu einer Reduktion des Atemzeitvolumens [46, 48]. Untersuchungen an Lämmern ergaben, daß zur Auslösung dieser Reaktion der O_2-Partialdruck in der Arteria carotis mindestens 10 Torr über den Normalwert ansteigen muß [135]. Die Reduktion des Atemzeitvolumens ist jedoch in den ersten Lebenstagen zeitlich begrenzt: über 20 min anhaltende Hyperoxie führt sogar zur Steigerung des Atemzeitvolumens [141]. Diese Ventilationssteigerung tritt häufig sofort bei Beginn der O_2-Inhalation ein, wenn eine Hypoxämie vorliegt. 3—14 Tage alte Kinder zeigten nach 30 min anhaltender Inhalation von 40% O_2 eine Einschränkung der Ventilation mit signifikantem Anstieg des arteriellen CO_2-Drucks, 3—4 Monate alte Säuglinge dagegen eine gleichbleibende Ventilation, teilweise sogar eine Hyperventilation [179]. Die Ursache dieses unterschiedlichen Verhaltens ist nicht bekannt, zumindest scheint es nicht durch unterschiedliche Ausgangswerte des arteriellen O_2-Drucks verursacht zu sein (s. S. 67).

2. Reaktion auf Hypoxie

Einatmung von O_2-armen Gasgemischen führt bei Neugeborenen, wie beim Erwachsenen, zu einer Ventilationssteigerung [31]. Auch die Reaktion auf Hypoxie ändert sich mit dem Alter: bei weniger als 3 Tage alten Neugeborenen folgt auf die initiale Ventilationssteigerung schon nach 2—3 min eine Abnahme des Atemzeitvolumens [31, 32], die bei 30 min währender Hypoxie anhält [141].
Im Alter von 10 Tagen ist die initiale Hyperventilation ausgeprägter und hält, wie beim älteren Kind und Erwachsenen, auch länger an [31] (Tab. 7). CO_2 verstärkt die hypoxiebedingte Hyperventilation; in den ersten Lebensstunden dauert die Hyperventilation jedoch auch unter diesen Bedingungen nur einige Minuten [32]. CERUTI (1966) fand, daß eine Hypoxie bei Hypothermie keine Hyperventilation, sondern ausschließlich eine Hypoventilation auslöst. Tierversuche zeigten, daß die Hyperventilation erst meßbar wird, wenn der arterielle O_2-Partial-

druck um 6—15 Torr erniedrigt ist [136]. Gleichzeitige Hyperkapnie verstärkte den Effekt, beidseitige Denervierung der peripheren Chemoreceptoren des Glomus caroticum hob ihn auf. Bei einem inspiratorischen O_2-Druck unter 70 Torr kam es bei diesen Versuchen zu einer Zunahme des Rechts-Links-Kurzschlusses über den Ductus arteriosus. Bemerkenswert war, daß die Ventilationszunahme mit zunehmendem Alter größer wurde.

Tabelle 7. Reaktion auf Hypoxie

Literatur	Versuchsbedingungen		Reaktion
[46 a]	Neugeborene	15% O_2 15 min	*Hypo*ventilation
[110]	Neugeborene (0—24 Std.)	10—12% O_2 5 min	*Hypo*ventilation
	Neugeborene 6 bis 11 Tage	10—12% O_2 5 min	Initiale *Hyper*ventilation, nach 3 min *Hypo*ventilation
[31]	Neugeborene (0—24 Std.)	Neutraltemp.! 12—15% O_2 3 min	Initiale *Hyper*ventilation, nach 1—2 min *Hypo*ventilation
[31]	Neugeborene 10 Tage	Neutraltemp.! 12—15% O_2 3 min	*Hyper*ventilation

Bei früheren Untersuchungen [110, 111] mit Atmung von 10% bzw. 12% O_2 wurde während der ersten Lebenstage eine Hypoventilation beobachtet, doch befanden sich diese Kinder nicht unter thermischen Neutralbedingungen. Diese Versuche zeigen, daß das Atemzentrum des Neugeborenen innerhalb der ersten Lebenstage, insbesondere bei kühler Umgebungstemperatur, schon bei mäßiger Hypoxie gelähmt wird. Bei Reifgeborenen ist diese Gefahr nach wenigen Tagen überwunden.

3. Reaktion auf Kohlendioxid

Wird der Einatmungsluft Kohlendioxid zugesetzt, so steigern Neugeborene wie Erwachsene die Ventilation. Während jedoch die Atemänderungen des Neugeborenen auf Hypoxie eindeutig zu beurteilen sind, da sie sich *qualitativ* von den Erwachsenenreaktionen unterscheiden, gilt dies für den Einfluß des Kohlendioxids auf die Atmung nicht in gleicher Weise. Es macht größere Schwierigkeiten, die *quantitativen*

Atmungsregulation

Unterschiede der Ventilationsänderungen auf CO_2 sinnvoll zu deuten. Tab. 8 zeigt Ergebnisse eines Vergleichs der prozentualen Ventilationssteigerung auf eine Erhöhung der inspiratorischen CO_2-Konzentrationen bei Neugeborenen und Erwachsenen. Während CROSS et al. (1953) und TOOLEY et al. (1962) fanden, daß Neugeborene ihre Ventilation relativ stärker steigern als Erwachsene, beobachteten STAHLMAN u. SEXTON (1961) bei Neugeborenen eine geringere Reaktion als bei älteren Säuglingen. Erst AVERY et al. (1963) konnten zeigen, daß die Un-

Tabelle 8. Reaktion auf Kohlendioxid

Literatur	insp. CO_2-Konz.	relative Ventilationssteigerung
[44]	0,5%, 1%, 2%	Neugeborene > Erwachsene
[166]	1%	Neugeborene > Erwachsene
[159]	4%	Neugeborene < Säuglinge, 3 Wochen alt
[109]	5%	Neugeborene = Erwachsene
[9]	1—3%	Neugeborene > Erwachsene
	6%	Neugeborene < Erwachsene

terschiede im Ausmaß der Ventilationssteigerung durch die unterschiedliche Höhe der CO_2-Konzentration in der Inspirationsluft erklärt sind: Bei niedriger inspiratorischer CO_2-Konzentration steigert das Neugeborene seine Atmung prozentual stärker, bei höheren CO_2-Konzentrationen dagegen geringer als der Erwachsene.
Bei Betrachtung der Tab. 8 fällt es nicht leicht, sich zu entscheiden, ob die CO_2-Antwort des Neugeborenen bereits „reif" ist oder nicht. Hierzu bedarf es einer weiteren Differenzierung der Befunde bei CO_2-Atmung [9, 177]. In Abb. 47 werden Ergebnisse von Untersuchungen sogenannter CO_2-Antwortkurven bei Erwachsenen und Neugeborenen auf unterschiedliche Weise miteinander verglichen [9]. In den Diagrammen a, b und c ist jeweils die Höhe des alveolaren CO_2-Drucks zur Ventilation in Beziehung gesetzt. Die Ventilationssteigerung ist bei Angabe des Atemzeitvolumens in absoluten Werten (b) bei Neugeborenen erklärlicherweise sehr viel geringer, aber auch die relative Ventilationssteigerung ist bezogen auf den alveolaren CO_2-Druckanstieg kleiner (c). Lediglich wenn die Ventilation pro kg K.-Gew. betrachtet wird (a), findet man eine nahezu gleiche Steilheit der Kurven des Neugeborenen und des Erwachsenen, d. h. pro CO_2-Druckanstieg ist eine

gleich hohe Ventilationssteigerung pro kg zu erkennen. An der Deutung von AVERY et al. (1963), daß dies eine gleiche „CO$_2$-Empfindlichkeit" und daher „reife" Atmungsregulation bei Neugeborenen wie bei Er-

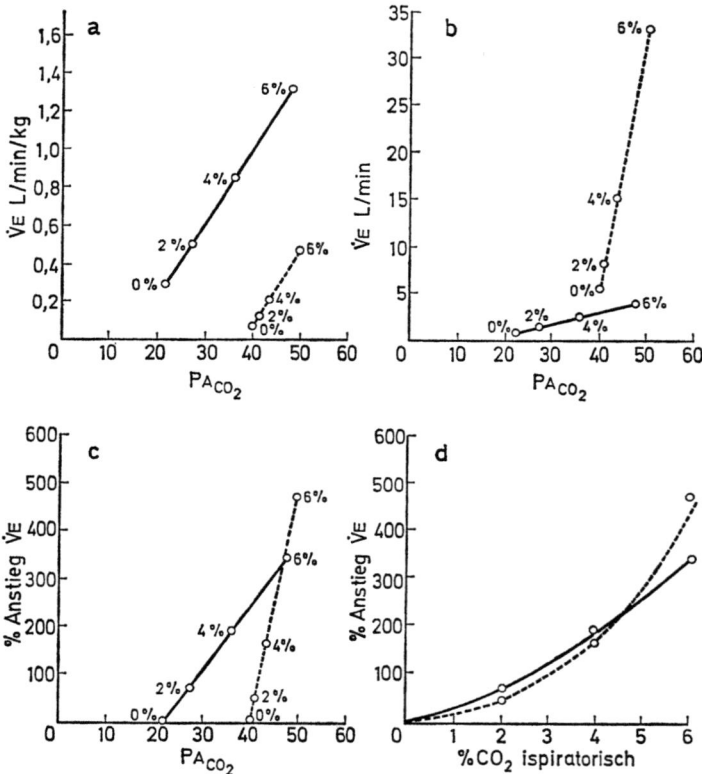

Abb. 47. *Vergleich der durch CO$_2$-Inhalation ausgelösten Ventilationssteigerung von Neugeborenen* (———) *und Erwachsenen* (- - - -). In den Diagrammen a, b und c ist der alveolare CO$_2$-Druck in Beziehung gesetzt zu (a) dem exspiratorischen Atemminutenvolumen pro kg K.-Gew., (b) dem exspiratorischen Atemminutenvolumen und (c) der prozentualen Steigerung des exspiratorischen Atemzeitvolumens. Das Diagramm d zeigt die Beziehung zwischen dem prozentualen Anstieg des exspiratorischen Atemzeitvolumens zur inspiratorischen CO$_2$-Konzentration (nach [9])

wachsenen anzeige, ergeben sich allein durch Betrachtung der „CO$_2$-Empfindlichkeit", bezogen auf die Körperoberfläche, Zweifel. Hier zeigt das Neugeborene pro Torr CO$_2$-Druckanstieg eine viel geringere Ventilationssteigerung von nur 705 ml/min gegenüber dem Erwachse-

Atmungsregulation 77

nenwert von 1700 ml/min (Tab. 9). Wie schon erwähnt (s. S. 55), ist die Körperoberfläche für Ventilation und Stoffwechsel die geeignetere Bezugsgröße. Die im Vergleich zu Erwachsenenwerten größere Ventilationssteigerung des Neugeborenen bei niedrigeren inspiratorischen CO_2-Konzentrationen und das umgekehrte Verhalten bei hohen inspiratorischen CO_2-Konzentrationen (Diagramm d der Abb. 47) wurde von WENNER (1968) durch die unterschiedliche Höhe des alveolaren CO_2-Drucks

Tabelle 9. Vergleich der CO_2-Empfindlichkeit der Atmung, der CO_2-Produktion und der Ventilation

	Neugeborene	Erwachsene
Ventilationssteigerung pro Torr CO_2-Druckanstieg ($\Delta \dot{V}_E / \Delta P_{CO_2}$) (Werte nach [9])		
pro kg	47 ml/min	42 ml/min
pro m²	705 ml/min	1700 ml/min
CO_2-Produktion		
pro kg	5,5 ml/min	2,6 ml/min
pro m²	82 ml/min	107 ml/min
Alveolare Ventilation		
pro kg	140 ml/min	57 ml/min
pro m²	2100 ml/min	2310 ml/min

während der Luftatmung und mit atemmechanischen Besonderheiten des Neugeborenen erklärt. Die Formel

$$\dot{V}_A = \frac{\dot{V}_{CO_2}}{P_{A_{CO_2}} - P_{I_{CO_2}}}$$

zeigt, daß sich die Größe der alveolaren Ventilation umgekehrt proportional zur Differenz zwischen alveolarem und inspiratorischem CO_2-Druck verhält. Hieraus läßt sich errechnen, daß bei gleicher inspiratorischer CO_2-Konzentration und gleich großer Ventilationssteigerung ein stärkerer Anstieg des alveolaren CO_2-Drucks zu erwarten ist, wenn der Ausgangs-CO_2-Druck niedrig war. Umgekehrt läßt sich zeigen, daß eine Versuchsperson mit zunächst niedrigerem alveolaren CO_2-Druck bei einem bestimmten Anstieg der inspiratorischen CO_2-Konzentration seine Ventilation stärker steigern muß, wenn die Höhe des alveolaren CO_2-Drucks konstant gehalten werden soll. In Abb. 48

sind derartige theoretische „Ventilationskurven gleichbleibenden alveolaren CO_2-Drucks" von Neugeborenen (34 Torr) und Erwachsenen (40 Torr) wiedergegeben. Gleichzeitig sind die experimentell gefundenen CO_2-Antwortkurven von Neugeborenen und Erwachsenen einge-

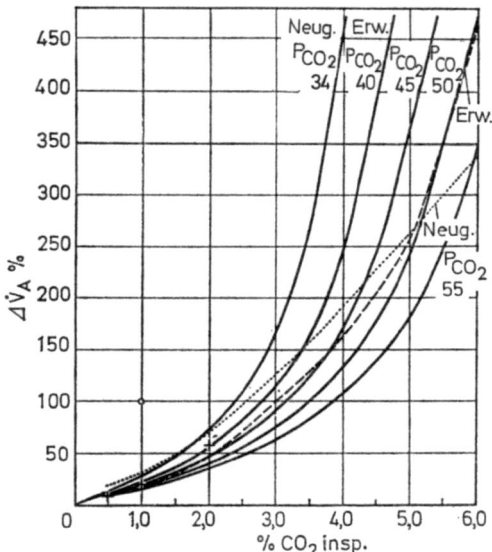

Abb. 48. *Prozentuale Ventilationssteigerung ($\Delta \dot{V}_A \%$) bei steigendem CO_2-Gehalt der Inspirationsluft.* Die durchgezogenen Linien stellen theoretische „Ventilationskurven gleichbleibender alveolarer CO_2-Drucke" von 34 Torr (Neugeborene und ältere Säuglinge), 40 Torr (Erwachsene) sowie 45, 50 und 55 Torr dar. Außerdem sind experimentell durch Rückatmungsversuche [9] bei Neugeborenen (· · · ·) und Erwachsenen (- - - -) ermittelte Kurven der Ventilationssteigerung eingetragen. Die drei Kreuze stellen Werte dar, die CROSS et al. (1953) mit steady-state-Methode bei Neugeborenen ermittelten und der Kreis einen von TOOLEY et al. (1962) mitgeteilten Wert. Der flachere Verlauf der experimentell ermittelten, punktierten Kurve des Neugeborenen zeigt seine geringere Fähigkeit, die Ventilation bei höheren inspiratorischen CO_2-Konzentrationen zu steigern [177]

tragen. Man erkennt, daß die experimentelle „CO_2-Antwortkurve" des Neugeborenen flacher verläuft und von der zugehörigen theoretischen Kurve gleichbleibenden alveolaren CO_2-Drucks stärker abweicht, als das bei den Erwachsenen der Fall ist. Das bedeutet: das Neugeborene muß bei Einatmung steigender Kohlendioxid-Konzentrationen infolge einer ungenügenden Ventilationssteigerung einen rascheren CO_2-

Atmungsregulation

Anstieg im Organismus in Kauf nehmen, obwohl es seine Ventilation bis zu inspiratorischen CO_2-Werten von etwa 3% relativ stärker steigert als der Erwachsene. Dies könnte als eine „Unreife" der Atmungsregulation gedeutet werden. Von größerer Bedeutung sind aber wahrscheinlich Unterschiede in der Atemmechanik (s. S. 60), die dem Neugeborenen zwar in Ruhe eine ausreichende Ventilation erlauben, bei Belastung infolge mangelnder Kompensationsfähigkeit jedoch früher zur Insuffizienz führen.

V. Besonderheiten der Therapie perinataler Atemstörungen

Atemstörungen sind die Hauptursache für schwere Hirnschäden und Todesfälle in der Perinatalzeit. Diese Erfahrung dürfte das stärkste Motiv des Arztes für eine Beschäftigung mit der perinatalen Atmung sein. Bisher wurde vorwiegend die Physiologie der perinatalen Atmung dargestellt. Dort, wo es zum besseren Verständnis dieser physiologischen Vorgänge beitragen konnte, wurde auch die Pathophysiologie berücksichtigt. Aus den Kenntnissen der Physiologie ergeben sich wichtige Hinweise für die Behandlung von Atemstörungen, die jetzt besprochen werden sollen. Dabei können nur die Besonderheiten der Therapie in der Perinatalzeit behandelt werden. Sie ergeben sich zum Teil aus der Tatsache, daß bei der Ateminsuffizienz des Feten eine künstliche Beatmung noch nicht möglich und auch beim Atemnotsyndrom des Neugeborenen oft nicht erfolgversprechend ist (Übersicht bei [21]). Deshalb werden in der Perinatalzeit vor allem die Symptome einer respiratorischen Insuffizienz, die Acidose und Hypoxie, behandelt.

A. Besonderheiten der Therapie der pränatalen Störungen des Gasaustausches

1. Sauerstoff-Therapie

Die Erhöhung der O_2-Konzentration in der Inspirationsluft der Mutter ist bei intrauteriner Asphyxie des Feten eine seit langem gebräuchliche Therapie in der Geburtshilfe. Wirksamkeit und Indikationen dieser Maßnahme sind bis heute umstritten. Einatmung von 100% O_2 führt bei der Mutter, wenn kein großer Rechts-Links-Shunt vorliegt, zur Vollsättigung des arteriellen Blutes und darüber hinaus zur Erhöhung des physikalisch gelösten O_2-Anteiles auf ca. 2,1 ml/100 ml Blut. Deshalb ist die O_2-Therapie bei erniedrigter mütterlicher O_2-Sättigung wirksam und kann bei verringerter O_2-Kapazität, z. B. in Folge akuter Blutungsanämie, als Notmaßnahme bis zum Blutersatz helfen.
Ob auch bei ausreichender O_2-Sättigung und -Kapazität im Schwangerenblut durch O_2-Therapie eine Verbesserung der O_2-Versorgung des Feten zu erzielen ist, wird bis heute unterschiedlich beurteilt. Von einigen Autoren wird eine günstige Wirkung verneint, andere berichten

sogar über nachteilige Wirkung der O_2-Therapie, nämlich über eine zunehmende Hypoxie und Acidose des Feten.
Bei Sauerstoff-Therapie kann der arterielle Sauerstoffdruck im Schwangerenblut um mehr als 500 Torr ansteigen (Abb. 49). Im fetalen Blut

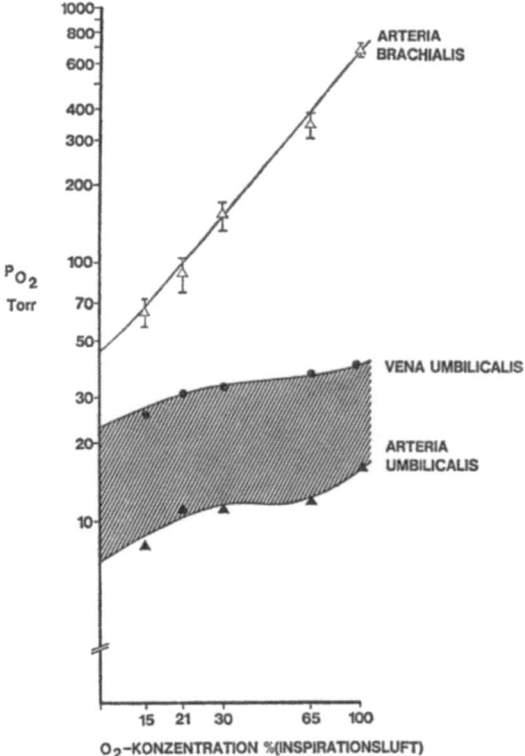

Abb. 49. Abhängigkeit des Sauerstoffdrucks im materialen und fetalen Blut von der O_2-Konzentration in der Inspirationsluft der Mutter. Logarithmischer Maßstab [182]

(Vena umbilicalis) dagegen nimmt der Sauerstoffdruck nur maximal um 8 bis 10 Torr zu. Ursache hierfür ist der S-förmige Verlauf der Sauerstoffbindungskurve: im steilen Bereich der Kurve, der dem Druckbereich des fetalen Blutes entspricht, ist schon eine geringe O_2-Druckänderung mit der Aufnahme bzw. Abgabe einer relativ großen Menge Sauerstoff verbunden. So bedeutet eine Zunahme des O_2-Druckes von 8 Torr einen Sauerstoffsättigungsgewinn von ca. 12%, was bei der re-

lativ großen O_2-Kapazität des fetalen Blutes eine Zunahme des O_2-Gehaltes von mehr als 2,5 ml/100 ml Blut bewirkt. Dieser Anstieg ist erheblich, berücksichtigt man, daß die arteriovenöse Gehaltsdifferenz ca. 7 ml O_2/100 ml Blut beträgt. Das kann bei intrauteriner Asphyxie des Feten entscheidend sein.
Bei der üblichen Verabreichung von Sauerstoff mit einer Maske wird häufig hyperventiliert. Das kann bei Schwangeren zu einer ausgeprägten Hypokapnie mit CO_2-Drucken unter 15 Torr und einer Alkalose mit pH-Wert über 7,6 führen. Der O_2-Druck des fetalen Blutes kann sogar absinken, selbst wenn der mütterliche arterielle O_2-Druck ansteigt [93]. Die Alkalose führt nämlich zu einer Beeinträchtigung des Gasaustausches infolge Linksverschiebung der O_2-Bindungskurve (s. S. 11); die mangelnde O_2-Versorgung des Feten könnte auch durch Abnahme der Uterusdurchblutung entstehen, da Hyperventilation auch bei Schwangeren zum Blutdruckabfall führt.

2. Therapie mit Puffersubstanzen

Während der Wehentätigkeit entsteht im Blut der Mutter eine teilweise kompensierte metabolische Acidose und im fetalen Blut eine kombinierte respiratorische und metabolische Acidose. Die bei der normalen Geburt auftretende Abnahme der Pufferkapazität (s. S. 43) hat keine erkennbaren nachteiligen Wirkungen auf den Feten; eine Therapie ist daher nicht erforderlich.
Eine ausgeprägte Acidose der Mutter (Basendefizit von mehr als 6 mÄq/l) bzw. des Feten (pH-Werte im Kopfschwartenblut < 7,20) rechtfertigt die Zufuhr von Puffersubstanzen. Die Puffertherapie führt jedoch nur zu einer Verbesserung auch der fetalen Acidose, solange ein ausreichender Stoffaustausch in der Placenta gewährleistet ist. Hier liegen die Grenzen einer wirksamen Puffertherapie, da die meisten Acidosen des Feten Folge einer Placentarinsuffizienz sind. Die Therapie mit Puffersubstanzen ist aus diesem Grunde nur bei Acidosen der Mutter angezeigt. Bei Placentarinsuffizienz kann die Puffertherapie die fetale Acidose bestenfalls bis zur vorzeitigen Entbindung mildern.

3. Prophylaktische und therapeutische Maßnahmen bei verringerter Uterusdurchblutung

Eine Steigerung der Uterusdurchblutung ist, solange Blutdruck und Gefäßwiderstand der Mutter normal sind, durch therapeutische Maßnahmen kaum zu erreichen. Bei wehenbedingter Minderdurchblutung der Placenta kann man durch Tokolytica (β-Adrenergica) oder In-

halationsnarcotica (z. B. Fluothane) die Wehentätigkeit hemmen und dadurch die Durchblutung verbessern.
Beim Schock muß die Therapie die Ursachen des Kreislaufversagens berücksichtigen. *Spinal- oder Caudalanaesthesie,* vielleicht auch Paracervicalanaesthesie führt zu einer ausgeprägten peripheren Vasodilatation und dadurch zu Blutdruckabfall. Da das uterine Gefäßsystem infolge primär geringem Sympathicotonus bereits stark erweitert war, entsteht eine entsprechende Abnahme der Durchblutung. Das Mißverhältnis zwischen Blutvolumen und erweitertem Gefäßbett kann durch Volumenauffüllung, z. B. mit Plasmaexpandern, beseitigt werden. Dadurch wird der Blutdruck normalisiert und die Minderdurchblutung des Uterus behoben. Dagegen erhöhen vasopressorische Substanzen im spinalen Schock die Uterusdurchblutung nur wenig, obwohl der Blutdruck der Mutter ansteigt, weil vasopressorische Substanzen den Gefäßwiderstand im Uterus erhöhen. Auch die prophylaktische Gabe vasopressorischer Pharmaka vor einer Anaesthesie ist aus dem gleichen Grunde abzulehnen.
Ganz anders ist die Kreislaufsituation im *hämorrhagischen Schock*. Der Blutverlust führt zu einer generellen Vasokonstriktion einschließlich der Uterusgefäße. Dadurch kann der arterielle Blutdruck zunächst auf normaler Höhe gehalten werden; dies bedeutet demnach nicht, daß die Uterusdurchblutung in dieser Situation ausreicht. Kreislaufanaleptica steigern zwar den arteriellen Mitteldruck und somit auch den Perfusionsdruck im Uterus, sie erkaufen diesen Vorteil jedoch mit einer zunehmenden Vasokonstriktion. Die Erhöhung des Gefäßwiderstandes überwiegt, die Folge ist eine weitere Abnahme der Durchblutung. Kreislaufanaleptica sind deshalb im hämorrhagischen Schock kontraindiziert. Dagegen verbessert die Bluttransfusion die Organdurchblutung einschließlich derjenigen des Uterus schnell. Blutersatzlösungen führen ebenfalls zu einem schnellen Wiederanstieg des Blutdruckes und auch zur Zunahme der Uterusdurchblutung; die O_2-Versorgung des Feten bleibt jedoch wegen der geringeren O_2-Transportkapazität der Infusionslösungen erniedrigt. Sauerstoffinhalation der Mutter allein kann im Schock die O_2-Versorgung des Feten nicht entscheidend beeinflussen, führt jedoch zusammen mit Plasmaexpandern zu einer ausreichenden Sauerstoffsättigung des fetalen Blutes.
Die Uterusdurchblutung kann auch durch die sog. P. aortocavale Kompression erniedrigt sein. Der schwangere Uterus kann vor allem in den letzten Monaten der Gravidität durch sein Gewicht einen erheblichen Druck auf die Aorta descendens ausüben. Dann treten deutliche Blutdruckdifferenzen zwischen der oberen und unteren Körperhälfte auf. Diese Differenzen sind umso größer, je niedriger der Blutdruck ist.

Niedrige Blutdruckwerte werden vor allem beobachtet, wenn der schwangere Uterus nicht nur die Aorta, sondern auch die untere Hohlvene komprimiert. Die Kompression der Vena cava caudalis führt zu einer Abnahme des venösen Rückstromes zum Herzen. Da gleichzeitig im Uterus eine venöse Stauung besteht, wird seine Durchblutung sowohl durch die Erniedrigung des arteriellen als auch durch die Erhöhung des venösen Blutdrucks vermindert. Deshalb soll die Schwangere im Schock auf die linke Seite gelagert werden.

B. Besonderheiten der Therapie postnataler Atemstörungen

1. Sauerstoff-Therapie

Probleme der Sauerstofftherapie bei Hypoxie des Neugeborenen sind in den letzten 20 Jahren unter wechselnden klinischen Aspekten aktuell geblieben, wobei die Ansichten über die günstigste Dosierung erheblich gewechselt haben. In den 50er Jahren wurden bei der Verwendung hoher inspiratorischer O_2-Konzentrationen häufig Intoxikationen mit retrolentaler Fibroplasie beobachtet. Auf der anderen Seite zeigte eine Studie von AVERY u. OPPENHEIMER (1960), daß bei der deshalb empfohlenen Begrenzung inspiratorischer O_2-Konzentrationen auf maximal 40% die Sterblichkeit von Frühgeborenen zunahm und wahrscheinlich auch vermehrt mit bleibenden Schäden durch Sauerstoffmangel zu rechnen ist.

Kurzfristig kann reiner Sauerstoff ohne Bedenken angewandt werden. Problematisch ist in der Neugeborenenperiode lediglich die Anwendung hoher O_2-Konzentrationen über mehr als 6 Std. Eine derartige Langzeittherapie ist jedoch beim Atemnotsyndrom des Neugeborenen häufig erforderlich. Zwar ist für die Korrektur der Hypoxie, soweit sie durch Hypoventilation oder Diffusionsstörung in der Lunge entstanden ist, lediglich eine Erhöhung der inspiratorischen O_2-Konzentration auf etwa 30% erforderlich. Andererseits wird die arterielle Hypoxämie selbst durch Inhalation von 100% Sauerstoff oft nicht ausgeglichen, wenn sie durch eine erhebliche venöse Beimischung zum in der Lunge arterialisierten Blut entsteht. Beim Atemnotsyndrom ist der Rechts-Links-Shunt teilweise durch eine hypoxie-bedingte Drosselung der Lungengefäße verursacht. Sie führt durch eine Erhöhung des Lungengefäßwiderstandes zur Durchblutung wiedereröffneter fetaler Blutwege. Diese Konstriktion der Lungengefäße kann durch die Sauerstofftherapie vermindert werden, so daß ein Anstieg des arteriellen

O_2-Druckes nicht nur durch vermehrte Sauerstoffaufnahme in belüfteten Lungenalveolen, sondern auch durch Rückgang des Rechts-Links-Shunts erfolgt. Bei schwerer Verlaufsform des Atemnotsyndroms müssen Sauerstoffkonzentrationen bis zu 80% über längere Zeit gegeben werden. Die Gefahr einer Erblindung durch die sogenannte retrolentale Fibroplasie kann selbst bei Anwendung so hoher O_2-Konzentrationen in der Einatmungsluft verhindert werden, wenn der arterielle O_2-Druck 100 Torr nicht überschreitet. Um Schäden zu vermeiden, kontrolliert man am besten in mehrstündigen Abständen den arteriellen O_2-Druck.
Problematischer als die Schädigung des Auges sind heute Lungenschäden nach mehrtägiger, hochdosierter O_2-Therapie, wie sie insbesondere bei künstlicher Beatmung von Neugeborenen mit Atemnotsyndrom beobachtet werden. Hier handelt es sich um ein bereits aus Tierversuchen bekanntes Bild der Sauerstoffvergiftung der Lunge: einerseits werden Atelektasen und hyaline Membranen, wie beim sogenannten idiopathischen Atemnotsyndrom, beobachtet, andererseits entstehen zusätzliche Veränderungen der Bronchialschleimhaut und des Lungeninterstitiums. Bei dieser sogenannten bronchopulmonalen Dysplasie [8, 125], können die Behinderung des Gasaustausches und die verminderte Dehnbarkeit der Lunge eine künstliche Beatmung mit weiterhin hohen O_2-Konzentrationen oft über Monate hinaus erforderlich machen. Eine Möglichkeit, die O_2-Schäden in der Lunge zu vermeiden, gibt es bisher noch nicht. Sauerstoff sollte aus diesen Gründen — wie jedes andere Medikament — nur bei strenger Indikation und richtig dosiert angewandt werden.

2. Therapie mit Puffersubstanzen

Bei kurzdauerndem Atemstillstand genügt oft schon die Beatmung mit hochkonzentriertem Sauerstoff und Vermeidung einer Abkühlung des Kindes, um eine gefährliche Acidämie zu beseitigen. Bei anhaltenden Atemstörungen sind Puffergaben erforderlich; ihr günstiger Einfluß auf den Krankheitsverlauf ist bewiesen [152, 170]. Wie die O_2-Therapie, senken Puffer — sowohl Natriumbicarbonat als auch THAM — den Lungengefäßwiderstand (s. S. 62) und so den Rechts-Links-Shunt durch wiedereröffnete fetale Blutwege. Deshalb kann nach intravenöser Puffergabe oft ein deutlicher Anstieg des arteriellen O_2-Druckes beobachtet werden [72, 89].
Bei Neugeborenen mit idiopathischem Atemnotsyndrom wird während kontinuierlicher Gabe von Natriumbicarbonat oft ein Anstieg des arteriellen CO_2-Druckes beobachtet. Dies ist, wie eine Betrachtung der Säu-

ren-Basen-Bilanz des Neugeborenen zeigt, nicht durch die relativ geringe Menge Kohlendioxid zu erklären, die beim Puffervorgang aus dem Bicarbonat freigesetzt wird, sondern eine Folge der zunehmenden Hypoventilation [178]: die therapiebedingte Erhöhung des pH-Wertes führt zu vermindertem Atemantrieb. Diese Hypoventilation bedeutet für das kranke Kind eine erhebliche Einsparung an Atemarbeit. Der Krankheitsverlauf kann dadurch trotz der entstehenden Hyperkapnie

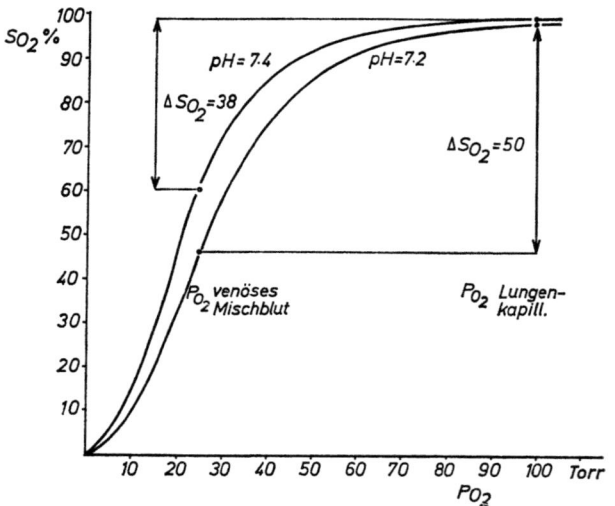

Abb. 50 *Einfluß einer pH-Verschiebung auf Sauerstoffaufnahme und Sauerstoffabgabe des Neugeborenenblutes.* Die Verschiebung des pH-Wertes von 7,2 auf 7,4 (Puffer-Therapie) bewirkt bei einem O_2-Druck des Lungencapillarblutes von 100 Torr nur eine geringe Steigerung der O_2-Aufnahme, dagegen bei einem venösen Grenzdruck von 25 Torr eine verminderte Abgabe. Blut, das in belüfteten Lungenalveolen sauerstoffbeladen wurde, kann bei einem pH-Wert von 7,2 50% des Sauerstoffs abgeben, bei pH 7,4 lediglich 38%. Auch bei einem Rechts-Links-Shunt, wenn der arterielle O_2-Druck unter 100 Torr liegt, führt die übliche O_2-Therapie zu O_2-Drucken über 100 Torr in den belüfteten Alveolen und damit zu den in der Abbildung geschilderten Bedingungen

günstig beeinflußt und die respiratorische Acidose durch Puffergabe beseitigt werden.

In letzter Zeit ist mehrfach der Einfluß von Puffergaben auf die O_2-Affinität und damit die O_2-Transporteigenschaften des Blutes diskutiert worden. Die Acidose bewirkt eine Rechtsverlagerung der O_2-Bindungskurve und begünstigt so die O_2-Abgabe an das Gewebe (s. S. 10). Wird durch die Puffergabe die O_2-Bindungskurve nach links verschoben, so ist dies für die O_2-Versorgung der Gewebe ungünstiger, wenn der O_2-Druck im Lungenkapillarblut, wie bei der O_2-Therapie, über 80 Torr ist. An der O_2-Dissoziationskurve (s. S. 10) kann man ablesen, daß eine Linksverschiebung in diesem Bereich die O_2-Beladung des Blutes nur unwesentlich steigert, während die O_2-Abgabemöglichkeit an die Gewebe ungünstiger wird (s. Abb. 50). Bei der Behandlung der Acidose kann dieser Nachteil jedoch in Kauf genommen werden.

3. Therapie der Atelektasen

Das Atemnotsyndrom gehört zu den häufigsten und schwersten Atemstörungen des Neugeborenen. Pathophysiologische Veränderungen in Form ausgedehnter Atelektasenbildung stehen dabei im Vordergrund (s. S. 50). Der therapeutische Versuch, Dipalmitoyllecithin als Aerosol einatmen zu lassen, hat zwar bei Neugeborenen mit Atemnotsyndrom zu einem Anstieg der Compliance geführt [145], eine Senkung der Letalität konnte jedoch bisher nicht bewiesen werden. Offenbar ist es schwierig, oberflächenaktive Substanzen in atelektatische Bezirke hineinzubringen. Neuerdings wurde versucht, die Atelektasenbildung durch eine Erhöhung des exspiratorischen Drucks zu verringern [68]. Dadurch bleibt der transpulmonale Druck auch während der Exstirpation so hoch, daß trotz Mangel an oberflächenaktiver Substanz auch kleinere Alveolen geöffnet bleiben.

4. Therapie der Atemdepression

Bei Apnoe und Hypoventilation wurden bis vor wenigen Jahren häufig Analeptica gegeben. Erst vor kurzem wurde erkannt, daß atemanregende Medikamente bei erschwerter Atmung die Dyspnoe verstärken und deshalb einen ungünstigen Einfluß haben können. Außerdem steigern Analeptica den Stoffwechsel und verstärken unter Umständen den Sauerstoffmangel. Bei längerem Atemstillstand sind Atemanaleptica infolge Depression des Atemzentrums bei üblicher Dosierung oft unwirksam; höhere Dosen können Krampfanfälle auslösen. Aus diesen Gründen ist die Therapie mit Analeptica zu Gunsten der Wiederbelebung durch künstliche Beatmung aufgegeben worden.
Zu niedrige Umgebungstemperaturen können beim hypoxischen Neugeborenen die Depression des Atemzentrums verstärken (s. S. 73). Die Pflege bei thermischen Neutralbedingungen (beim nackten Neugeborenen 32—34° C Lufttemperatur) und ausreichende Oxygenierung durch O_2-Therapie können Störungen der Atmungsregulation bessern. Ein

kürzerer Atemstillstand des Frühgeborenen kann oft allein durch mechanische oder thermische Hautreize behoben werden. Bei längerem Atemstillstand, der zu stärkerer Hypoxie und Acidose führt, reichen solche Maßnahmen zur raschen Wiederherstellung der normalen Atmung nicht aus. Diese Kinder müssen künstlich beatmet werden, doch ist selbst dann die Prognose nicht gut. Deshalb ist es wichtig, Frühgeborene sorgfältig zu überwachen, um schon bei kurzen Atempausen eingreifen zu können.

Literatur

1. ADAMS, F. H., LIND J.: Physiological studies on the cardiovascular status of normal newborn infants (with special reference to the ductus arteriosus). Pediatrics 19, 431—437 (1957).
2. ADAMS, F. H., YANAGISAWA, M., KUZELA, D., MARTINEK H.: The disappearance of fetal lung fluid following birth. J. Pediat. 78, 837—843 (1971).
3. ADAMSONS, K., jr.: Der diaplazentare Stoffaustausch. In: Ewerbeck, H. und Friedberg (Herausg.) Die Übergangsstörungen des Neugeborenen. Stuttgart: Thieme 1965.
4. ASSALI, N. S.: (Hrsg.): Biology of gestation. Bd. I u. II. New York-London: Academic Press (1968).
5. ASSALI, N. S., DOUGLASS, R. A., BAIRD, W. W., NICHOLSON, D. B., SUYEMOTO, R.: Measurement of uterine blood flow and uterine metabolism. Amer. J. Obstet. Gynec. 66, 248—253 (1953).
6. ASSALI, N. S., RAURAMO, L., PELTONEN, T.: Measurement of uterine blood flow and uterine metabolism. Amer. J. Obstet. Gynec. 79, 86 bis 98 (1960).
7. AVERY, M. E.: The lung and its disorders in the newborn infant. 2. Ed. Philadelphia-London: Saunders 1968.
8. AVERY, M. E.: What is bronchopulmonary dysplasia? Human. Path. 1, 321—322 (1970).
9. AVERY, M. E., CHERNICK, V., DUTTON, R. E., PERMUTT, S.: Ventilatory response to inspired carbon dioxide in infants and adults. J. appl. Physiol. 18, 895—903 (1963).
10. AVERY, M. E., OPPENHEIMER, E. A.: Recent increase in mortality from hyaline membrane disease. Pediatrics 57, 551—559 (1960).
11. BARRON, D. H.: Postnatal changes in the oxygen capacity and dissociation curve of the blood of lambs. Yale J. Biol. Med. 24, 191—195 (1951).
12. BARTELS, H.: Chemical factors affecting oxygen carriage and transfer from maternal to foetal blood. In: Walker, J., Turnbull, A. C.: Oxygen supply to the human foetus. Oxford, Blackwell (1959).
13. BARTELS, H.: Prenatal respiration. Amsterdam-London: North-Holland Publishing Co. 1970.
14. BARTELS, H., BEER, R., FLEISCHER, E., HOFFHEINZ, H. J., KRALL, J., RODEWALD, G., WENNER, J., WITT, I.: Bestimmung von Kurzschlußdurchblutung und Diffusionskapazität der Lunge bei Gesunden und Lungenkranken. Pflügers Arch. ges. Physiol. 261, 99—132 (1955).
15. BARTELS, H., MOLL, W.: Passage of inert substances and oxygen in the human placenta. Pflügers Arch. ges. Physiol. 280, 165—177 (1964).
16. BARTELS, H., WITZLEB, E.: Der Einfluß des arteriellen CO_2-Druckes auf die chemorezeptorischen Aktionspotentiale im Carotissinusnerven. Pflügers Arch. ges. Physiol. 262, 466—472 (1956).

17. BARTELS, H., WULF, H.: Physiologie des Gasaustausches in der Placenta des Menschen. In: Linneweh, F.: Fortschritte der Pädologie Bd. 1. Berlin-Heidelberg-New York: Springer 1965.
18. BAUER, CH., LUDWIG, M., LUDWIG, I., BARTELS, H.: Factors governing the oxygen affinity of human adult and foetal blood. Resp. Physiol. 7, 271—277 (1969).
19. BEER, R., BARTELS, H., RACZKOWSKI, H. A.: Die O_2-Dissoziationskurve des fetalen Blutes und der Gasaustausch in der menschlichen Plazenta. Pflügers Arch. ges. Physiol. 260, 306—319 (1955).
20. BEER, R., DOLL, E., WENNER, J.: Die Verschiebung der O_2-Dissoziationskurve des Blutes von Säuglingen während der ersten Lebensmonate. Arch. ges. Physiol. 265, 526—540 (1958).
21. BEHRMAN, R. E.: Commentary: The use of assisted ventilation in the therapy of hyaline membrane disease. J. Pediat. (St. Louis) 76, 169—173 (1970).
22. BERG, D., DÖRRLER, J.: Das Verhalten des Säure-Basen-Haushalts am ersten Lebenstage unter besonderer Berücksichtigung der ersten Lebensminuten. Geburtsh. Frauenheilk. 29, 980—994 (1969).
23. BEUTNAGEL, H., GAUCH, D., FABEL, H.: Blutgase und Säuren-Basen-Haushalt von normalen Neugeborenen am ersten Lebenstag. Z. Geburtsh. Gynäk. 175, 1—6 (1971).
24. BLANKENSHIP, W., LIND, J., ACRILLA, R. A.: Atrial pressures and pulmonary circulation time in the newborn infant. Acta paediat. scand. 54, 446—456 (1965).
25. BOKELMANN, O., ROTHER, I.: Zum Problem der extragenitalen Wellenbewegung im Leben des Weibes. Z. Geburtsh. Gynäk. 87, 584—606 (1924).
26. BOSMA, J. F., LIND, J.: Roentgenologic observations of motions of the upper airway associated with establishment of respiration in the newborn infant. Acta paediat. (Suppl. 123) 49, 18—55 (1960).
27. BOSTON, R. W., HUMPHREYS, P. W., REYNOLDS, E. O. R., STRANG, L. B.: Lymph-flow and clearance of liquid from the lungs of the foetal lamb. Lancet 1965 II, 473—474.
28. BOUTOURLINE-YOUNG, H. J., SMITH, C. A.: Respiration of fullterm and of premature infants. Amer. J. Dis. Child. 80, 753—766 (1950).
29. BOYDEN, E. A., TOMPSETT, D. H.: The changing patterns in the developing lungs of infants. Acta anat. 61, 164—192 (1965).
30. BRACKETT, N. C., COHEN, J. J., SCHWARTZ, W. B.: Carbon dioxide titration curve of normal man: effect of increasing degrees of acute hypercapnia on acid-base equilibrium. New Engl. J. Med. 272, 6—12 (1965).
31. BRADY, J. P., CERUTI, E.: Chemorezeptor reflexes in the newborn infant: Effects of varying degrees of hypoxia on heart rate and ventilation in a warm environment. J. Physiol. (Lond.) 184, 631—645 (1966).
32. BRADY, J. P., DUNN, P. M.: Chemoreceptor reflexes in the newborn infant: Effect of CO_2 on the ventilatory response to hypoxia. Pediatrics 45, 206—215 (1970).
33. BRADY, J., TOOLEY, W. H.: Cardiovascular and respiratory reflexes in the newborn. Ped. Clin. N. Amer. 13, 801—821 (1966).
34. BURNS, B. D.: The central control of respiratory movements. Brit. med. Bull 19, 7—9 (1963).

35. CERUTI, E.: Chemoreceptor reflexes in the newborn infant: Effect of cooling on the response to hypoxia. Pediatrics 37, 556—564 (1966).
36. CHU, J., CLEMENTS, J. A., COTTON, E. K., KLAUS, M. H., SWEET, A. Y., TOOLEY, W. H.: Neonatal pulmonary ischemia. I. Clinical and physiological studies. Pediatrics 40, Suppl. No. 4, Part II: 709—782 (1967).
37. COMROE, J. H.: Physiology of respiration. Chicago: Year Book Medical Publishers, 1965.
38. COMROE, J. H., FORSTER, R. E., DUBOIS, A. B., BRISCOE, W. A., CARLSEN, E.: The lung. 2nd ed. Chicago: Year Book Medical Publishers 1962. Deutsche Übersetzung von Gerlach. Stuttgart: Schattauer 1964.
39. COOK, C. D., CHERRY, R. B., O'BRIEN, D., KARLBERG, P., SMITH, C. A.: Studies of respiratory physiology in the newborn infant. I. Observations on normal premature and full-term infants. J. clin. Invest. 34, 975—982 (1955).
40. COOK, C. D., HELLIESEN, P. J., AGATHON, S.: Relation between mechanics of respiration, lung size and body size from birth to adulthood. J. appl. Physiol. 13, 349—352 (1958).
41. COTTON, E. K., COGSWELL, J. J., CROPP, G. J. A.: Measurement of effective pulmonary blood flow in the normal newborn human infant. Pediatrics 47, 520—528 (1971).
42. CRAIG, J.: The distribution of surface active material in the lungs of infants with and without respiratory disstress. Biol. neonat. (Basel) 7, 185—202 (1964).
43. CROSS, K. W., FLYNN, D. M., HILL, J. R.: Oxygen consumption in normal newborn infants during moderate hypoxia in warm and cool environments. Pediatrics 37, 565—576 (1966).
44. CROSS, K. W., HOPPER, J. M. D., OPPE, T. E.: The effect of inhalation of carbon dioxide in air on the respiration of the full-term and premature infant. J. Physiol. (London) 122, 264—273 (1953).
45. CROSS, K. W., KLAUS, M. H., TOOLEY, W. H., WEISSER, K.: The response of the new-born baby to inflation of the lungs. J. Physiol. (London) 151, 551—565 (1960).
46. CROSS, K. W., OPPE, T. E.: The effect of inhalation of high and low concentrations of oxygen on the respiration of the premature infant. J. Physiol. (London) 117, 38—55 (1952).
46 a. CROSS, K. W., TIZARD, J. P. M., TRYTHALL, D. A. H.: The metabolism of new-born infants breathing 15% oxygen. J. Physiol. (Lond.) 109, 459—474 (1955).
47. CROSS, K. W., TIZARD, J. P. M., TRYTHALL, D. A. H.: The gaseous metabolism of the newborn infant. Acta paediat. scand. 46, 265—285 (1957).
48. CROSS, K. W., WARNER, P.: The effect of inhalation of high and low oxygen concentrations on the respiration of the newborn infant. J. Physiol. (London) 114, 283—295 (1951).
49. DAVIES, G., REID, L.: Growth of the alveoli and pulmonary arteries in childhood. Thorax 25, 669—681 (1970).
50. DAWES, G. S.: Foetal and neonatal physiology. Chicago: Year Book Medical Publishers 1968.
51. DELIVORIA-PAPADOPOULOS, M., RONCEVIC, N. P., OSKI, F. A.: Postnatal changes on oxygen transport of term, premature, and sick infants: the role of red cell 2,3-diphosphoglycerate and adult hemoglobin. Pediat. Res. 5, 235—245 (1971).

52. DE VERDIER, C. H., GARBY, L.: Low binding to 2,3-diphosphoglycerate of hemoglobin F. Scand. J. clin. Lab. Invest. 23, 149—151 (1969).
53. DIEMER, K.: Über die Entwicklung der Gefäßversorgung des Gehirns im Säuglingsalter. Mschr. Kinderheilk. 112, 240—242 (1964).
54. DÖRING, G. K., LOESCHCKE, H. H.: Atmung und Säure-Basen-Gleichgewicht in der Schwangerschaft. Pflügers Arch. ges. Physiol. 249, 437 bis 451 (1947).
55. DÖRING, G. K., LOESCHCKE, H. H., OCHWADT, B.: Weitere Untersuchungen über die Wirkung der Sexualhormone auf die Atmung. Pflügers Arch. ges. Physiol. 252, 216—230 (1950).
56. DRORBAUGH, J. E., CHERRY, R. B., LUCEY, J. F., SEGAL, S., SUTHERLAND, J. M.: „Vital capacity" and lung compliance in normal infants and infants with hyaline membrane syndrome. Amer. J. Dis. Child. 94, 434 (1957).
57. DUNNILL, M. S.: Postnatal growth of the lung. Thorax 17, 329—333 (1962).
58. EASTMANN, N. J., GEILING, E. M. K., DELAWDER, A. M.: Foetal blood studies. VI The oxygen and carbon dioxide dissociation curve of foetal blood. Bull. Johns Hopkins Hosp. 53, 246—254 (1933).
59. EDELMANN, C. M., RODRIGUEZ SORIANO, J., BOICHIS, H., GRUSKIN, A. B., ACOSTA, M. I.: Renal bicarbonate reabsorption and hydrogen ion excretion in normal infants. J. clin. Invest. 46, 1309—1317 (1967).
60. ENGEL, S.: Die Lunge des Kindes. Stuttgart: G. Thieme 1950
61. ENGSTRÖM, L., KARLBERG, P., ROOTH, G., TUNNELL, R.: The onset of respiration. New York: Ass. Aid Crippled Children 1966.
62. ESTERLY, J. R.: Pulmonary surfactant in the immature infant. Amer. J. clin. Path. 46, 649—655 (1966).
63. FISCHER, W. A., VOGEL, H. R., THEWS, G.: Der Säure-Basenstatus und die CO_2-Transportfunktion des mütterlichen und fetalen Blutes zum Zeitpunkt der Geburt. Arch. ges. Physiol. 286, 220—251 (1965).
64. GANDY, G. M., ADAMSONS, K., CUNNINGHAM, N., SILVERMAN, W. A., JAMES, L. S.: Thermal environment and acid-base homeostasis in human infants during the first few hours of life. J. clin. Invest. 43, 751—758 (1964).
65. GIBSON, J. G., SELIGMAN, A. M., PEACOCK, W. C., AUB, J. C., FINE, J., EVANS, R. D.: The distribution of red cells and plasma in large and minute vessels of the normal dog, determined by radio-active isotopes of iron and iodine. J. clin Invest. 25, 848—857 (1946).
66. GIESEKING, R.: Elektronenmikroskopische Befunde beim Atemnotsyndrom. Verh. dtsch. Ges. Path. 55, 22—39 (1971).
67. GLUCK, L., KULOVICH, M. V., BORER, R. C., BRENNER, P. H., ANDERSON, G. G., SPELLACY, W. N.: Diagnosis of the respiratory distress syndrome by amniocentesis. Amer. J. Obst. Gynec. 109, 440—445 (1971).
68. GREGORY, G. A., KITTERMAN, J. A., PHIBBS, R. H., TOOLEY, W. H., HAMILTON, W. K.: Treatment of the idiopathic respiratory-distress syndrome with continous positive airway pressure. N. Engl. J. Med. 284, 1333—1340 (1971).
69. GREISS, F. C.: The uterine vascular bed: effect of adrenergic stimulation. Obstet. Gynec. 21, 295—301 (1963).
70. GRONIOWSKI, J.: Morphological investigations on pulmonary circulation in the neonatal period. Amer. J. Dis. Child. 99, 516—523 (1960).

71. GRUENWALD, P.: Normal and abnormal expansion of the lungs of newborn infants obtained at autopsy. II. Opening pressure, maximal volume, and stability of expansion. Lab. Invest. 12, 563—576 (1963).
72. GUPTA, J. M., DAHLENBURG, G. W., DAVIS, J. A.: Changes in blood gas tensions following administration of amine buffer THAM to infants with respiratory distress syndrome. Arch. Dis. Childh. 42, 416—427 (1967).
73. HARNED, H. S., MACKINNEY, L. G., BERRYHILL, W. S., HOLMES, C. K.: Effects of hypoxia and acidity on the initiation of breathing in the fetal lamb at term. Amer. J. Dis. Child. 112, 334—342 (1966).
74. HASSELBALCH, K. A., GAMMELTOFT, S. A.: Die Neutralitätsregulation des graviden Organismus. Biochem. Z. 68, 206—264 (1915).
75. HELLEGERS, A., METCALFE, I., HUCKABEE, W., MESCHIA, G., PRYSTOWSKY, H., BARRON, D.: The alveolar P_{CO_2} and P_{O_2} in pregnant and non-pregnant women at altitude. I. clin. Invest. 38, 1010 (1959).
76. HERHABER, I.: Über die Atmung im mensuellen Zyklus der Frau. Pflügers Arch. ges. Physiol. 250, 385—395 (1948).
77. HILPERT, P., FLEISCHMANN, R., KEMPE, D., BARTELS, H.: The Bohreffect related to blood and erythrocyte pH. Amer. J. Physiol. 205, 337 bis 340 (1963).
78. HON, E. H., Biophysical studies of the human fetus. Adamsons, K. jr. In: Diagnostic and treatment of fetal disorders. Berlin-Heidelberg-New York: Springer 1968.
79. HUMPHREYS, P. W., NORMAND, I. C. S., REYNOLDS, E. O. R., STRANG, L. B.: Pulmonary lymph flow and the uptake of liquid from the lungs of the lamb at the start of breathing. J. Physiol. (London) 193, 1—29 (1967).
80. HYTTEN, S. E., LEITCH, I.: The physiology of human pregnancy. Oxford: Blackwell Scientific Publication 1964.
81. JÄYKKÄ, S.: Capillary erection and the structural appearance of fetal and neonatal lungs. Acta paediat. scand. 47, 484—500 (1958).
82. JAMES, L. S.: Physiology of respiration in newborn infants and the respiratory distress syndrome. Pediatrics 24, 1069—1101 (1959).
83. JAMES, L. S.: Onset of breathing and resuscitation. Pediat. Clin. N. Amer. 13, 621—634 (1966).
84. JAMES, L. S., ADAMSONS, K.: Respiratory physiology of the fetus and newborn. New Engl. J. Med. 271, 1403—1409 (1964).
85. JEGIER, W., BLANKENSHIP, W., LIND, J. KITCHIN, A.: The changing circulatory pattern of the newborn infant studied by the indicator dilution technique. Acta paediat. scand. 53, 541—552 (1964).
86. KARLBERG, P.: Developmental anatomy and physiology of the lungs. The prenatal development of the lungs and the bronchial tree. In: R. E. COOKE (Ed.): The biological basis of pediatric practice. I, p. 283. Mc New York: Graw-Hill 1968.
87. KARLBERG, P., ADAMS, F. H., GEUBELLE, F., WALLGREN, G.: Alterations of the infant's thorax during vaginal delivery. Acta obstet. gynec. scand. 41, 223—229 (1962 a).
88. KARLBERG, P., CHERRY, R. B., ESCARDÓ, F. E., KOCH, G.: Respiratory studies in newborn infants. II. Pulmonary ventilation and mechanics of breathing in the first minutes of life, including the onset of respiration. Acta paediat. scand. 51, 121—136 (1962 b).

89. Keuth, U., Waiblinger, H. G.: Untersuchungen zum pulmonal-vasculären Soforteffekt von Natriumbicarbonat beim Membransyndrom der Früh- und Neugeborenen. Z. Kinderheilk. 106, 89—99 (1969).
90. Koch, G.: Alveolar ventilation, diffusing capacity and the AaP$_{O_2}$ difference in the newborn infant. Resp. Physiol. 4, 1—25 (1968).
91. Koch, G., Wendel, H.: Adjustment of arterial blood gases and acid base balance in the normal newborn infant during the first week of life. Biol. neonat. 12, 136—147 (1968).
92. Krumhloz, R. A., Echt, C. R., Ross, J. C.: Pulmonary diffusing capacity, capillary blood volume, lung volumes, and mechanics of ventilation in early and late pregnancy. J. Lab. clin. Med. 63, 648—655 (1964).
93. Künzel, W., Wulf, H., Busse, A.: Der Einfluß der maternen Ventilation auf die aktuellen Blutgase und den Säure-Base-Status des Feten. Z. Geburtsh. Gynäk. 172, 1—24 (1970).
94. Künzel, W., Wulf, H., Dening, D.: Die Sauerstofftransportfunktion des Blutes in der Neugeborenenperiode. Z. Geburtsh. Gynäk. 171, 217 bis 238 (1969).
95. Larroche, J. C., Nodot, A., Minkowski, A.: Développement des artères et artérioles pulmonaires de la période foetale à la période néonatale. Biol. neonat. 1, 37—60 (1959).
96. Lawson, H. C.: The volume of blood — a critical examination of methods for its measurement. In: W. F. Hamilton, P. Dow (Eds.): Circulation I, Handbook of physiology, Section 2, pp. 23—50, Washington, D. C., Amer. Physiol. Soc., 1962.
97. Lehmann, V.: Individuelle Sauerstoffbindungskurven vom Neugeborenenblut. Z. Geburtsh. Gynäk. 169, 146—157 (1968).
98. Lehmann, V., Wettengel, R.: Materner Energieumsatz unter der Geburt. Z. Geburtsh. Perinat. 176, 44—50 (1972).
99. Lind, J.: Das Blutvolumen und die kardio-respiratorische Anpassung der Neugeborenen. Pädiat. Pädol. 3, 120—126 (1967).
100. Lind, J., Peltonen, T., Törnwall, L., Wegelius, C.: Röntgenologische Lungenbefunde beim ersten Atemzug des Neugeborenen. Z. Kinderheilk. 87, 568—578 (1963).
101. Loeschcke, H. H.: Über die Wirkung von Steroidhormonen auf die Lungenbelüftung. Klin. Wschr. 32, 441—445 (1954).
102. Loeschcke, H. H., Sommer, G. H.: Über Atmungserregbarkeit in der Schwangerschaft. Pflügers Arch. ges. Physiol. 248, 405—425 (1944).
103. Lucas, R. V., Geme, J. W. S., Anderson, R. C., Adams, P., Ferguson, D. J.: Maturation of the pulmonary vascular bed. Amer. J. Dis. Child. 101, 467—475 (1961).
104. Lucius, H., Gahlenbeck, H., Kleine, H. O., Fabel, H., Bartels, H.: Respiratory functions, buffer system and electrolyte concentrations of blood during human pregnancy. Resp. Physiol. 9, 311—317 (1970).
105. Makowski, E. L., Meschia, G., Droegemueller, W., Battaglia, F. C.: Distribution of uterine blood flow in the pregnant sheep. Amer. J. Obstet. Gynec. 101, 409—412 (1968).
106. Meschia, G., Cotter, J. R., Breathnach, C. S., Barron, D. H.: The hemoglobin, oxygen, carbon dioxide and hydrogen concentrations in the umbilical bloods of sheep and goats as sampled via indwelling plastic catheters. Quart. J. exp. Physiol. 50, 185—195 (1965).

107. METCALFE, J., BARTELS, H., MOLL, W.: Gas exchange in the pregnant uterus. Physiol. Rev. 47, 782—838 (1967).
108. METCALFE, J., ROMNEY, S. L., RAMSEY, L. H., REID, D. E., BURWELL, S.: Estimation of uterine blood flow in normal human pregnancy at term. J. clin. Invest. 34, 1632—1638 (1955).
109. MILLER, H. C.: Effect of high concentration of carbon dioxide and oxygen on the respiration of full-term infants. Pediatrics 14, 104—113 (1954).
110. MILLER, H. C., BEHRLE, F. C.: The effects of hypoxia on the respiration of newborn infants. Pediatrics 14, 93—103 (1954).
111. MILLER, H. C., SMULL, N. W.: Further studies on the effects of hypoxia on the respiration of newborn infants. Pediatrics 16, 93—100 (1955).
112. MOLL, W.: Die Atmung der menschlichen Frucht. Nieders. Ärzteblatt, 6, 1—6 (1967).
113. MOLL, W., BARTELS, H.: Fetal- und Placentar-Kreislauf. In: Bauereisen, E.: Physiologie des Kreislaufs. Berlin-Heidelberg-New York: Springer (1971).
114. MOLLISON, P. L., VEALL, N., CUTBUSH, M.: Red cell and plasma volume in newborn infants. Arch. Dis. Childh. 25, 242—247 (1950).
115. MOSS, A. J., EMMANOUILIDES, G. C., ADAMS, F. H., CHUANG, K.: The effect of hypoxia and status of ductus arteriosus on acid-base balance in newborn infants. J. Pediat. 65, 819—823 (1964).
116. NAEYE, R. L.: Development of systemic ang pulmonary arteries from birth through early childhood. Biol. neonat. 10, 8—16 (1966).
117. NAEYE, R. L., LETTS, H. W.: The effects of prolonged neonatal hypoxemia on the pulmonary vascular bed and heart. Pediatrics 30, 902—908 (1962).
118. NELSON, N. M.: Neonatal pulmonary function. Ped. clin. N. Amer. 13, 769—799 (1966).
119. NELSON, N. M., PROD'HOM, L. S., CHERRY, R. B., LIPSITZ, P. J., SMITH, C. A.: Pulmonary function in the newborn infant. I. Methods: Ventilation and gaseous metabolism. Pediatrics 30, 963—974 (1962).
120. NELSON, N. M., PROD'HOM, L. S., CHERRY, R. B., LIPSITZ, P. J., SMITH, C. A.: Pulmonary function in the newborn infant. V. Trapped gas in the normal infant's lung. J. clin. Invest. 42, 1850—1857 (1963 a).
121. NELSON, N. M., PROD'HOM, L. S., CHERRY, R. B., LIPSITZ, P. J., SMITH, C. A.: Pulmonary function in the newborn infant: the alveolar-arterial oxygen gradient. J. appl. Physiol. 18, 534—538 (1963 b).
122. NELSON, N. M., PROD'HOM, L. S., CHERRY, R. B., SMITH, C. A.: A further extension of the in vivo oxygen-dissociation curve for the blood of the newborn infant. J. clin. Invest. 43, 606—610 (1964).
123. NELSON, N. M., RIEGEL, K. P., NOURSE, C. H., CHERRY, R. B., SMITH, C. A.: Further studies on ventilation/perfusion relations in the newborn's lung (Abstract). Amer. Ped. Soc. 76th Ann. Meet. Atlantic City, N. J., April 27—28, 1966. J. Pediat. 69, 907—908 Nov. 1966 Pt II.
124. NELSON, N. M., SMITH, C. A., CHERRY, R. B., RIEGEL, K.: Der Diffusionsfaktor und das effektive Capillarblutvolumen der Lunge beim idiopathischen Atemnotsyndrom des Neugeborenen. Mschr. Kindheilk. 115, 224—225 (1967).

125. NORTHWAY, W. H. JR., ROSAN, R. C., PORTER, D. Y.: Pulmonary disease following respirator therapy of hyaline membrane disease: Bronchopulmonary dysplasia. New Engl. J. Med. 276, 357—368 (1967).
126. OLIVER, T. K., DEMIS, J. A., BATES, G. D.: Serial blood-gas tensions and acid-base balance during the first hour of life in human infants. Acta paediat. scand. 50, 346—360 (1961).
127. O'NEAL, R. M., AHLVIN, R. C., BAUER, W. C., THOMAS, W. A.: Development of fetal pulmonary arterioles. Arch. Pathol. 63, 309—315 (1957).
128. ORZALESI, M. M., MENDICINI, M., BUCCI, G., SCALAMANDRE, A., SAVIGNONI, P. G.: Arterial oxygen studies in premature newborns with and without mild respiratory disorders. Arch. Dis. Childh. 42, 174—180 (1967).
129. OTEY, E., STENGER, V., EITZMAN, D., ANDERSON, TH., GRESSNER, J., PRYSTOWSKY, H.: Movement of lactate and pyruvate in pregnant uterus of the human. Amer. J. Obstet. Gynec. 90, 747—752 (1964).
130. POWER, G. G., LONGO, L. D., WAGNER, H. N., KUHL, D. E., FORSTER, R. E.: Distribution of blood flow to the maternal and fetal portions of the sheep placenta using macroaggregates. J. clin. Invest. 45, 1058 (1966).
131. POWER, G. G., LONGO, L. D., WAGNER, JR. H. N., KUHL, D. E., FORSTER, R. E.: Uneven distribution of maternal and fetal placental blood flow, as demonstrated using macroaggregates, and its response to hypoxia. J. clin. Invest. 46, 2053—2063 (1967).
132. PRIBYLOVA, H., ZNAMENACEK, K.: Einfluß der Umwelttemperatur auf den Sauerstoffverbrauch, auf die Körper- und Hauttemperatur und die Atmung der reifen Neugeborenen. Ann. Paediat. 201, 399—409 (1963)
133. PROD'HOM, L. S., LEVISON, H., CHERRY, R. B., DRORBAUGH, J. E., HUBBELL, J. B., SMITH, C. A.: Adjustment of ventilation, intrapulmonary gas exchange, and acid-base balance during the first day of life. Pediatrics 33, 682—693 (1964).
134. PROENCA, J., WENNER, J.: Untersuchungen der Lungenventilation im Säuglingsalter. II. Die Entwicklung der alveolären Ventilation im ersten Lebenshalbjahr. Mschr. Kinderheilk. 113, 626—632 (1965).
135. PURVES, M. J.: Respiratory and circulatory effects of breathing 100% oxygen in the new-born lamb before and after denervation of the carotid chemoreceptors. J. Physiol. (London) 185, 42—59 (1966 a).
136. PURVES, M. J.: The effects of hypoxia in the newborn lamb before and after denervation of the carotid chemoreceptors. J. Physiol. (London) 185, 60—77 (1966 b).
137. PURVES, M. J., BISCOE, T. J.: Development of chemoreceptor activity. Brit. Med. Bull. 22, 56—60 (1966).
138. REARDON, H. S., BAUMANN, M. L., HADDAD, E. J.: Chemical stimuli of respiration in the early neonatal period. J. Pediat. 57, 151—170 (1960).
139. RIEGEL, K.: Die arteriellen Blutgase im 1. Lebensjahr. Klin. Wschr. 41, 249—250 (1963).
140. RIEGEL, K.: Die Atemgas-Transportgrößen des Blutes im Kindesalter. In: Linneweh, F.: Fortschritte der Pädologie Bd. 1. Berlin-Heidelberg-New York: Springer 1965.
141. RIEGEL, K.: Criteria of respiratory insufficiency. In: H. WIESENER (Ed.) Neonatal Intensive Care, pp 7—17. Stuttgart: G. Thieme 1971.

142. RIEGEL, K., BARTELS, H., SCHNEIDER, J.: Veränderungen der Sauerstoffaffinität des Hämoglobins und der Erythrocyten im Blut von frühgeborenen und ausgetragenen Säuglingen im 1. Trimenon. Z. Kinderheilk. **83**, 209—229 (1959).
143. RIEGEL, K. P., CHRISTEL, D., SCHÖBER, J.: Acid-base balance during prolonged normoxic hypercapnia in the newborn. Europ. Soc. Paediat. Res., C. Brighton June 22—26, 1971.
144. ROBERTSON, B.: The incidence and structure of bronchopulmonary arteries in infancy and early childhood. Biol. neonat. **14**, 62—68 (1969).
145. ROBILLARD, E., ALARIE, Y., DAGENAIS-PERUSSE, P., BARIL, E., GUILLEBEAULT, A.: Micro-aerosol administration of synthetic dipalmitoyl-L-lecithin in the respiratory distress syndrome. Canad. med. Ass. J. **90**, 55—57 (1964).
146. RÖRTH, M.: Dependency on acid base status of blood of Oxyhemoglobin dissociation and 2,3-diphosphoglycerate level in human erythrocytes. I. in vitro studies on reduced and oxygenized blood. Scand. I. clin. Lab. Invest. **26**, 43—46 (1971).
147. ROMNEY, S. L., REID, D. E., METCALFE, J., BURWELL, C. S.: Oxygen utilisation by the human fetus in utero. Amer. J. Obstet. Gynec. **70**, 791 bis 799 (1955).
148. RONCHETTI, R., SENTERRE, J., GEUBELLE, F.: V_{FRC} and distribution of air inspired in premature newborns: technique and results. Europ.-Paed. Resp. C. Göteborg, June 3—6, 1969.
149. RUDOLPH, A. M., DRORBAUGH, J. E., AULD, P. A. M., RUDOLPH, A. J., NADAS, A. S., SMITH, C. A., HUBBELL, J. P.: Studies on the circulation in the neonatal period. The circulation in the respiratory distress syndrome. Pediatrics **27**, 551—566 (1961).
150. SALDANA, M., ARIAS-STELLA, J.: Studies on the structure of pulmonary trunk. I. Normal changes in the elastic configuration of the human pulmonary trunk at different ages. Circulation **27**, 1086—1093 (1963).
151. SALING, E.: Die Blutgasverhältnisse und der Säure-Basen-Haushalt des Feten bei ungestörtem Geburtsablauf. Z. Geburtsh. Gynäk. **161**, 262—292 (1964).
152. SAVIGNONI, P. G., BUCCI, G., CECCAMMES, A., MENDICINI, M., SCALAMANDRE, A., ORZALESI, M. M.: Intravenous infusion of glucose and sodium bicarbonate in hyaline membrane disease. A controlled trial. Acta paediat. (Uppsala) **58**, 1—9 (1969).
153. SCAMMON, R. E.: Studies on the growth and structure of the infant thorax. Radiology **9**, 89—103 (1927).
154. SCHMIDT, C. F.: The respiration. In: P. Bard: Medical physiology. St. Louis: Mosby 1965.
155. SCOPES, J. W.: Metabolic rates of newborn babies. Schweiz. med. Wschr. **96**, 371—374 (1966).
156. SENTERRE, J., KARLBERG, P.: Respiratory quotient and metabolic rate in normal full-term and small-for-date newborn infants. Acta paediat. scand. **59**, 653—658 (1970).
157. SMITH, C. A.: The physiology of the newborn infant. Oxford: Blackwell 1959.
158. STAHLMAN, M.: Pulmonary ventilation and diffusion in the newborn infant. J. clin. Invest. **36**, 1081—1091 (1957).

159. STAHLMAN, M., SEXTON, C.: Ventilation control in the newborn. Amer. J. Dis. Child. 101, 216—227 (1961).
160. STEMBERA, Z. K., HODR, J., GANZ, V., FRONEK, A.: Measurement of umbilical cord blood flow by local thermodilution. Amer. J. Obstet. Gynec. 90, 531—536 (1964).
161. STRANG, L. B.: Pulmonary circulation in the respiratory distress syndrome. Pediat. Clin. N. Amer. 13, 693—701 (1966).
162. STRANG, L. B., MACLEISH, M. H.: Ventilatory failure and right-to-left shunt in newborn infants with respiratory distress. Pediatrics 28, 17 bis 27 (1961).
163. SUTHERLAND, J. M., RATCLIFF: J. W.: Crying vital capacity. Amer. J. Dis. Child. 101, 67—74 (1961).
164. SWYER, P. R., REIMAN, R. C., WRIGHT, J. J.: Ventilation and ventilatory mechanics in the newborn. J. Pediat. 56, 612—622 (1960).
165. THIBEAULT, D. W., CLUTARIO, B., AULD, P. A. M.: Arterial oxygen tension in premature infants. J. Pediat. 69, 449—451 (1966).
166. TOOLEY, W. H., KLAUS, M., COSTLEY, C., WAY, W., ROCK, R.: The lung and acid-base balance in the newborn. Amer. J. Dis. Child. 104, 520 bis 521 (1962).
167. TOOLEY, W. H., KLAUS, M., WEAVER, K. H., CLEMENTS, J. A.: The distribution of ventilation in normal newborn infants. Amer. J. Dis. Child. 100, 731 (1960).
168. TUNELL, R., COPHER, D., PERSSON, B.: Pulmonary gas exchange and blood gases in the immediate neonatal period. Acta obstet. gyn. scand. 48, Suppl. 3, 90 (1969).
169. ULRICH, U.: Bestimmung der arteriellen Blutgase unter Normoxie und Hyperoxie bei gesunden Säuglingen. Inaug.-Diss. Tübingen 1969.
170. USHER, R.: Reduction of mortality from respiratory distress syndrome of prematurity with early administration of intravenous glucose and sodium bicarbonate. Pediatrics 32, 966—975 (1963).
171. VERSMOLD, H., SEIFERT, G., RIEGEL, K.: In vivo oxygen hemoglobin affinity of premature and term infants during the first year of life: interaction of fetal and adult hemoglobin, oxygen capacity and red cell 2,3-diphosphoglycerate. In Vorbereitung 1972.
172. WAGENVOORT, C. A., HEATH, D., EDWARDS, J. E.: The pathology of the pulmonary vasculature. Springfield, Ill.: C. C Thomas, 1964.
173. WAGENVOORT, C. A., WAGERNVOORT, N.: Arterial anastomoses, bronchopulmonary arteries, and pulmobronchial arteries in perinatal lungs. Lab. Invest. 16, 13—24 (1967).
174. WAWERSIK, J.: Ventilation und Atemmechanik bei Säuglingen und Kleinkindern unter Narkosebedingungen. Berlin-Heidelberg-New York: Springer 1967.
175. WENNER, J.: Über die Entwicklung des O_2-Verbrauchs und der Durchblutung des Gehirns im Säuglingsalter. Mschr. Kinderheilk. 112, 242 bis 244 (1964).
176. WENNER, J.: Veränderungen der Blutgase im venösen Gehirnblut (Sinus sagittalis superior) während des Säuglingsalters. In: Kienle, G. (Hrsg.): Hydrodynamik, Elektrolyt- und Säure-Basen-Haushalt im Liquor und Nervensystem. Stuttgart: Thieme 1967.

177. WENNER, J.: Die Lungenventilation und ihre Regulation im Säuglingsalter. In: F. LINNEWEH (Ed.): Fortschritte Pädologie II, pp. 139—163. Berlin-Heidelberg-New York: Springer 1968.
178. WENNER, J., BRAUN, L.: Der Einfluß der Alkalitherapie auf Atmung und Säurebilanz des Neugeborenen mit idiopathischem Atemnotsyndrom. Pädiatr. Pädol., 3, 237—244 (1967).
179. WENNER, J., JÜRGENS, G., KUGLER, H. M.: Mesure de la pO_2 du sang cutané artérialisé, lors de l'inhalation de 21, 40 et 60%/o d'oxygène. Essai d'analyse du gradient de pO_2 entre l'alvéole et le sang artériel chez le nourrisson. Poumon et Coeur 25, 1103—1108 (1969).
180. WILBRAND, U., PORATH, CH., MATTHAES, P., JASTER, R.: Der Einfluß der Ovarialsteroide auf die Funktion des Atemzentrums. Arch. Gynäk. 191, 507—531 (1959).
181. WILKIN, P.: in: J. SNOECK: Le placenta humain. Paris: Masson 1958.
182. WULF, H.: Der Gasaustausch in der reifen Plazenta des Menschen. Z. Geburtsh. Gynäk. 158, 117—134, 269—319 (1962).
183. WULF, H.: Physiologie der perinatalen Adaptation. Gynäkologe 1, 47 bis 53 (1968).
184. WULF, H., KÜNZEL, W., LEHMANN, V.: Vergleichende Untersuchungen der aktuellen Blutgase und des Säure-Base-Status im fetalen und maternen Kapillarblut während der Geburt. Z. Geburtsh. Gynäk. 167, 113 bis 155 (1967).

Sachverzeichnis

Acidose
  primäre metabolische 16, 44
  primäre respiratorische 16
  sekundäre respiratorische 16, 18
Absorptionskoeffizient
  für Gase 9
Alkalose
  primäre metabolische 16 f.
  primäre respiratorische 16 f.
  sekundäre metabolische 16 f.
Alveolen
  Entwicklung 48 f.
  Oberfläche 49
  Stabilität 50
Antiatelektasefaktor 5, 50
Atemarbeit 4 f., 60 f.
Atemgas
  Konzentration in Alveolen 6, 9
Atemregulation 18 ff.
  beim Neugeborenen 72 f.
  bei der Schwangeren 22 f.
Atemzeitvolumen 3, 21
  beim Neugeborenen 57 f.
  bei der Schwangeren 24 f.
Atemzentrum 19
Atemzugvolumen 3, 25, 53 ff.
Atmungsbeginn 51 f.
Base-Excess 16
  beim Neugeborenen 69, 82
  bei der Schwangeren 27 f., 30
Bohr-Effekt 11, 14
  beim Neugeborenen 67
  in der Schwangerschaft 14, 27, 34 f.
  doppelter, in der Placenta 34 f.
Christiansen-Douglas-Haldane-Effekt 15
  in der Schwangerschaft 35
CO_2-Bindungskurve des Blutes 13 f.
  „effektive" 15
  fetal 28
  beim Neugeborenen 69 f.
  in der Schwangerschaft 28
  in vivo 14

CO_2-Druck 6 f., 9, 12 ff., 17, 19 ff.
  beim Feten 28 ff., 34 f.
  während der Geburt
  beim Neugeborenen 69 f., 75 ff.
  bei der Schwangeren 23 f., 27, 34 f.
Compliance 4
  beim Neugeborenen 60 f.
Diffusionskapazität 7
  beim Neugeborenen 68
  bei der Schwangeren 26
Diffusionsstörungen 7 f.
Dipalmitoyllecithin 5
2,3-Diphosphoglycerat 11, 66
Dyspnoe bei Schwangeren 25
Ficksches Prinzip 18
Froschatmung 51
Hämoglobin 9 ff.
  fetales 66
  molekül 5, 10
  O_2-Affinität 10 f., 33 f., 66
Hering-Breuer-Reflex 20
Hyperventilation
  der Schwangeren 22 f., 28
Kollapsvolumen 2
Laplacesches Gesetz 5
Lungendurchblutung
  beim Neugeborenen 61 ff.
Lungenkapazitäten und
Lungenvolumina 3
  beim Neugeborenen 3, 54 ff.
  bei der Schwangeren 24 f.
O_2-Affinität des Blutes 10 f.
  fetales Blut 33 f.
  beim Neugeborenen 66
  bei der Schwangeren 26 f.
O_2-Bindung
  (s. a. O_2-Affinität, Hämoglobin)
  chemisch 5, 9 f., 26, 33, 64 ff.
  physikalisch 8 f.
O_2-Bindungskurve 10 ff., 33 f., 86
  „effektive" 15
O_2-Druck 6, 9 ff., 20
  fetales Blut 29, 33
  während der Geburt 44, 81 f.

Sachverzeichnis

O_2-Druck beim Neugeborenen 67 f., 73, 84 ff.
  bei der Schwangeren 23, 26 f.
  während der Geburt 31, 42
O_2-Druckdifferenz
  alveolar-arteriell (AaD O_2) 6 f.
  beim Neugeborenen 68
O_2-Halbsättigungsdruck 10 f.
O_2-Kapazität des Blutes 26
  fetale 33
  beim Neugeborenen 64 f.
  in der Schwangerschaft 26
O_2-Sättigung des Blutes 10
  beim Neugeborenen 67 f.
O_2-Therapie
  bei der Mutter 80 f.
  beim Neugeborenen 84 f.
  Einfluß auf Atmung
  des Neugeborenen 73
O_2-Verbrauch
  Embryo 22
  Neugeborenes 58
  Placenta 22
  bei der Schwangeren 41 f.
  Uterus 22
Placentadurchblutung 36, 38
Pufferung
  (s. Säuren-Basen-Gleichgewicht)
Rechts-Links-Kurzschluß 7 f.
  (s. auch R.-L.-Shunt)
  beim Neugeborenen 62 ff.

Reservevolumina 3
  bei der Schwangeren 24 f.
Residualkapazität
  funktionelle 4
  beim Neugeborenen 56
  bei der Schwangeren 25
Residualvolumen
  in der Schwangerschaft 3, 25
Säuren-Basen-Gleichgewicht 16
  nach der Geburt 43
  beim Neugeborenen 69 ff., 85 ff.
  in der Schwangerschaft 28
Schwangerschaftsanämie 26
Standardbicarbonatwert 16
  beim Feten 30
  während der Geburt 43
  bei der Schwangeren 23, 28
Stoffwechsel 1, 22
  während der Geburt 41 f.
  beim Neugeborenen 60
Totraum 3, 6, 59
Totraumventilation 7, 59
Uterusdurchblutung 36 f., 15, 16
  bei Wehentätigkeit 45 f.
Ventilation
  alveolare 6 f., 1
  beim Neugeborenen 58
  der Schwangeren 22 f.
  spezifische alveolare 60
Verteilungsungleichheiten 7 f.
  beim Neugeborenen 64

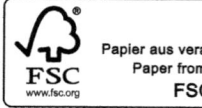
MIX
Papier aus verantwortungsvollen Quellen
Paper from responsible sources
FSC® C105338

If you have any concerns about our products,
you can contact us on
ProductSafety@springernature.com

In case Publisher is established outside the EU,
the EU authorized representative is:
**Springer Nature Customer Service Center GmbH
Europaplatz 3, 69115 Heidelberg, Germany**

Printed by Libri Plureos GmbH
in Hamburg, Germany